中医传世经典诵读本

幼科折衷秘书

清·骆如龙◎著

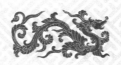

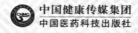

中国健康传媒集团
中国医药科技出版社

图书在版编目(CIP)数据

幼科推拿秘书/(清)骆如龙著.—北京:中国医药
科技出版社,2016.5(2024.9重印)
(中医传世经典诵读本)
ISBN 978-7-5067-8175-6

I.①幼… II.①骆… III.①小儿疾病-推拿
IV.①R244.1

中国版本图书馆 CIP 数据核字(2016)第 036089 号

美术编辑 陈君杞
版式设计 锋尚设计
出版　中国健康传媒集团 | 中国医药科技出版社
地址　北京市海淀区文慧园北路甲 22 号
邮编　100082
电话　发行:010-62227427　邮购:010-62236938
网址　www.cmstp.com
规格　880×1230mm $\frac{1}{64}$
印张　$1\frac{7}{8}$
字数　50 千字
版次　2016 年 5 月第 1 版
印次　2024 年 9 月第 4 次印刷
印刷　大厂回族自治县彩虹印刷有限公司
经销　全国各地新华书店
书号　ISBN 978-7-5067-8175-6
定价　10.00 元

内容提要

　　《幼科推拿秘书》五卷，又名《推拿秘书》，清·骆如龙著于1691年，1784年刊行。卷一列保婴赋等歌赋，杂论儿科诊法；卷二述推拿穴位；卷三论各种推拿手法；卷四为多种病症的推拿治法；幼科药方附于卷末。推拿手法历代皆有不同发展，明代被列为专科，学术上发生了重大变化，明清时期推拿治法向其他学科渗透发展，疗效更为突出，其专科已较成熟。该书首录"保婴赋"等歌括，杂论儿科病诊法，次列推拿穴位及各种推拿手法，诸病推拿法，为中医儿科外治法之经典，可供中医临床医师借鉴。

序

余先严潜庵大人曰育养小儿难事也，读康诰保民如保赤诚求可知矣。盖因体骨未全血气未定，脏腑薄弱汤药难施。一有吐泄惊风痰喘咳嗽诸症，误投药饵，为害不浅。唯推拿一法：相传上帝命九天玄女按小儿五脏六腑经络贯串血道，因其寒热温凉用夫推拿补泄。一有疾病，即可医治手到病除，效验立见。洵保赤之良法也，但此专用医者之精神力量，不若煎剂丸散，三指拈撮便易后事，故习学者少而真传，罕见矣。予得此良法，秘书已久，历试都验，不忍私藏，意欲公世。因而手著最为详晰，分为五卷，附以祝由俾养育之家。开卷了然随用立效，育婴妙法尽载斯编订于 康熙辛未平分日也。因序于历阳秩城丹台之书屋，以待梓迄今，雍正三年乙巳中秋（不肖男民新）自颍州学退老过白下敬捡付梓以慰。先严少怀之志适浙友孙子荆山，见而亟赞之曰：上帝命九天玄女达救婴儿之洪恩，永济勿替矣。

目　录

卷一　赋歌论诀秘旨

卷二　穴象手法

卷三　推拿手法注释

卷四　推拿病症分类

卷五　幼科药方祝由

卷一　赋歌论诀秘旨

保婴赋

人禀天地，全而最灵。原无夭札，善养则存。始生为黄，三四为小。七龆八龀，九童十稚。惊痫疳癖，伤食中寒。汤剂为难，推拿较易。以其手足，联络脏腑。内应外通，察识详备。男左女右，为主看之。先辨形色，次观虚实。认定标本，手法祛之。寒热温凉，取效指掌。四十余穴，有阴有阳。十三手法，至微至妙。审症欲明，认穴欲确。百治百灵，万不失一。

保生歌

要得小儿安，常带饥与寒。肉多必滞气，生冷定成疳。胎前防辛热，乳后忌风参。保养常如法，灾疾自无干。

变蒸论

小儿有变蒸热症。变蒸者，所以变化脏腑，坚强骨脉，是阴阳正气。阳气行于旦，变人物之性情。阴气行于夜，变人物之形体。故小儿自初生至四岁八岁，三十二日一变蒸。而肾气足，八八六十四日再变蒸。则膀胱气足，以后每增四八则一蒸，使五腑气俱足。到三百二十日，凡十蒸变，则诸脏气足。小蒸既毕，然后大蒸，又积至二百零六日，大蒸三遍毕，然后出蒸，是一岁零七个月，大小蒸俱毕，或一日二日发热。此不可推，痘疹亦然。推则拂乱其气，反受其伤。故下手要观五色，辨音，细问，切脉。察病数件，庶不有误也。

察儿病症秘旨

小儿之疾，大半胎毒。小半食伤，外感风寒之症。什一而已，儿在胎中，母饥亦饥，母饱亦饱。辛辣适口，胎热即随。情欲动中，胎息即噪。专食煎炒，恣味辛酸。喜怒不常，皆能令子受患。母若胎前不能谨节，产后不能调养，惟务姑息。不能防微杜渐，未满百日，遽与咸酸之味。未及周年，辄与肥甘之物，则百病由是而生焉。小儿脾胃本自娇嫩，易于损伤。乳食伤胃，则为呕吐。乳食伤脾，则为泄泻。吐泻既久，则成慢惊。乳食停积，则生湿痰。痰则主火，痰火交作，则为急惊，或成喉痹。痰火结滞，则成吊痛，或为喘嗽。胎热胎寒。禀受有病。脐风撮口者，胎元有毒也。鹅口疮，胃有湿热也。重口木舌，脾经有实火也。走马牙疳，气虚湿热也。爱吃泥土，脾脏心生疳热也。胎惊夜啼，邪火入心也。

变蒸发热者，胎毒散而五脏生也。丹毒者，火行于外也。蕴热者，火积于中而外邪乘也。睡惊者，内火动也。喉痹者，热甚也。眼痛者，火动也。脓耳者，肾气上冲也。鼻塞者，因冒风寒也。头疮者，胎毒热攻也。脐风者，中痰中湿也。尾骨痛者，阴虚痰也。诸虫痛者，胃气伤也。阴肿痛者，寒所郁也。盘肠气痛者，冷滞脾胃也。便血者，热传心肺也。淋疝者，热郁膀胱也。吐血生肿者，荣卫气逆也。小便不通者，无阴有阳也。大便不通者，无虚有实也。解颅鹤节者，胎元不全也。行迟发迟者，血气不完也。龟胸者，肺热满胸也。龟背者，风邪入脊也。语迟者，邪乘心也。齿迟者，肾不足也。疟疾者，膈上痰结也。痢疾者，食积腹中也。咳嗽者，肺气伤也。喘气者，痰气盛也。心痛者，虫所啮。腹痛，食所伤也。内伤发热，口苦舌干。外感发热，鼻塞声重也。腹胀者，脾胃虚弱也。水肿，水旺土亏。疸黄者，脾胃弱而有湿热也。故调理脾胃，医中之王道也。节戒饮食，却病之良方。惊疳积热，小儿之常病也。恒居时，常观其脾。微有青黑，即推数百。去其青黑之气，再加补脾手法，可保小儿常安，此为要着，不可忽也。然推脾必要补，泄而不补则脾愈弱。擦龟尾亦要补，如不补则泄不止。脾上用功，手法之要务也。痢痞痰疳，小儿之重症也。医家慎之。

附观形察色审病歌

观形察色辨因由，阴弱阳强发硬柔。若是伤寒双足冷，要知有热肚皮求。鼻冷便知是疹痘，耳凉因知风热投。浑身皆热伤风症，下冷上热食伤仇。

病原论（望闻问切）

儿有大小之不同，病有浅深之不一。形声色脉之殊，望闻问切之间。若能详究于斯，可谓神圣工巧者矣。

盖望者，鉴貌辨其色也。假如面部左腮属肝，右腮属肺，额属心，鼻属脾，颏属肾脏。肝病面青，肺病面白，心病面赤，脾病面黄，肾病面黑，是乃望而知之也。

闻者，听声知其症也。假如肝病声悲，肺病声促，心病声雄，脾病声慢，肾病声沉，属于脏。大肠病声长，小肠病声短，胃病声速，胆病声清，膀胱病声微，属于腑。是乃闻而知之也。

问者，究其病原也。好食酸肝病，好食辛肺病，好食苦心病，好食甘脾病，好食咸肾病，好食热内寒，好食凉内热。是乃问而知之也。

切者，切脉察病也。三周以下儿有病，男左女右看三关。寅是风关，卯是气，辰是命关医难治。虎口有筋往上接，看之须要分五色。红黄安乐五脏和，青紫定其受风吓，是乃切而知之也，此其大略也。

视　法

潜庵曰：医家看病，望闻问切，有此四法。然必以望为先，故推拿小儿，亦先有视法。

视初生

小儿初生，五官宜赤。耳目口鼻天庭，五官也。初生气血满足，其色纯赤，故曰赤子。若一门山根，二门印堂，三门发际，有白气多夭，坎上坎下有黑气，是血气不足。见于口唇上下，亦主夭。惟鼻梁上有骨筋，直上大天心，为补骨插天，寿而且贵，主一世无痫惊。

视周岁

正口常红无疾，白虚黑危。人中黑腹痛有虫，点点黑吐痢。山根紫伤乳食，青多病，印堂黄白吉，青红惊，额青惊红热。眉红夜啼烦躁，两眼黑睛黄伤寒，白睛黄伤食。

五 视 法

一视两目。目乃五脏精华所聚，遍身神气所种。最宜睛珠黑光满轮，精神明爽，长寿之相也。虽有疾病，亦易痊愈。若白珠多，黑珠昏，或黄或小。此父母先天之气薄弱，禀受既亏，自多灾患。

二视囟门。此禀父精母血而成，充实逼仄，其儿必寿。若虚软不坚，多生疾病，至囟门不合，名曰解颅。黑陷者必死，不必治。

三视形貌。凡口小鼻喎，眉心促皱，皮肤涩滞，虽不夭而多病。若儿口大鼻端，眉清目秀。部位相等，福寿之基也。

四视毛发。毛发受母血而实，故名血余。母血充实，儿发明色黑光润。母血虚弱，儿发黄枯，定生疳痨之患。

五视耳门。小丁框双尖者主寿，单尖者必夭。若初生时，外视单尖，内按有双骨。随后长起，亦自不妨。总之双尖框者，容或不寿。至单尖必不能长大。医家视此，决定存亡。

面部察色秘旨

青主肝，红主心，白主肺，黑主肾，黄主脾。青兼红，是肝与心之疾。面色青者痰也，红者热也，白者寒也，黑者肾败也，黄者脾气伤也。热主心有火，哭主肝有风，笑主脾有痰，啼主肺有伤，冷主胃有涩，睡主肾有亏。面色黄疳疾，青黑是惊风。吐泻面黄白，伤寒定紫红。痢疾眉头皱，惊风两颊红。渴来唇带赤，热甚眼朦胧。

探病秘旨

天中气色清朗，即或生病必轻。头圆骨耸方平平，荔枝阴囊寿庆。眼赤肝家有热，鼻青肺内受寒。牙齿臭烂毒难堪，热在肾经须看。两目流泪痒涩，邪风早已在肝。疮满口中热毒干，五腑俱可成疳。冷嗽肺气伤湿，风嗽心热何疑。肠脏伤而多泻痢，冷物食积脾虚。水泻冷多浮肿，水积肠脏虚鸣。疳盛淋涩少精神，大小不通热甚。小肠肿为下阴，冷气传于膀胱。食伤冷物哑声音，心热相传成病。吃作鱼羊肉咸，沫延漫而齁鮯，遂为多嗽与多喘，肺家虚热为患。粪门肿肠热结，因食冷物积成，粪中带血热肠存，霍乱阴阳感应。上下气苦不顺，郁逆必须运和。阴阳不和虚汗多，分理阴阳莫错。热留脏中不解，定然渴躁不宁。赤泻热痛欠安身，痢疾久而沉闷。龟胞脉穴风热，脐烂咎在安归。客风冷水之披靡，心热睡语惊飞。手足四肢逆冷，惊足因而大剧。鹅口木舌心热知，冷汗夜啼梦呓，乃是心惊被喝，身生此症须知。气逆淋涩遇尿啼，体热肠蒸肝气。脾虚谷食不消，胃冷饮食难进。眼转气虚吐弱甚，慢脾惊候一定。面上已无血色，痰又满在咽喉。慢惊风症使人愁，渴躁血热脏留。肚大面青黄瘦，热疳冲于四肢。医家审定实与虚，补泄全凭法治。

观面部形色五脏秘旨

心经有冷目无光，面赤须言热病当。赤见山根惊四足，疾成虚肿起阴阳。解曰：太阳黑，目无光彩，此心经冷也。两颊赤色，乃心经热也。山根赤色，心经受风。下准头主恶邪，又若三阴三阳虚肿，心有痰也。肝经有冷面微青，有热眉胞赤又临。发际白兮惊便入，食仓黄是积沉深。解曰：面青为肝经受冷，主发热惊风。

眉上肿有赤纹，此是肝经有热。若发际并印堂略白，此
乃肝惊也。腮上有黄色，主肝有痰也。脾冷因知面色
黄，三阳有白热为映。青居发际主惊候，唇口皆黄食疾
伤。解曰：面黄印堂反白者，此脾冷也。三阳上有白色
者，乃脾热也。发际及印堂色青者，此脾惊也。上下唇
黄，乃脾经受病也。肺寒面白冷为由，热赤人中及嘴
头。青在山根惊要起，热居发际痰为仇。解曰：白色在
面皮，及人中青者，肺受冷也。若人中嘴头有赤色，此
乃肺有热也。山根有青色，肺受惊也。发际有赤色，内
有痰也。面黑当知肾脏寒，食仓红是热须看。风门黄色
言惊人，两目微沉痰所干。解曰：面有黑色，肾受寒
也。食仓红，肾受热也。风门有黄色，肾有惊也。两目
微沉，痰在肾也。

审音论

审音秘旨

凡小儿声音大而响亮，乃五脏六腑气血充盈，儿
必易长成人。如生来不曾大声啼哭，此必有一脏阴窍

未通，神气未足。或声如啾唧咿唔之状，儿必不寿。故望之后，又必闻而辨之。诗云：要知儿病生与死，总观面色并审音。唇青耳黑儿难救，哭声不响赴阴君。

辨小儿声音秘旨

五音以应五脏。金主声响，土主声浊，木主声长，水主声清，火主声燥。

闻声察病歌

心主声从肺出，肺绝啼哭无声，多啼肝胆客风惊，气缓神疲搐盛，音哑邪热侮肺，声清毒火无侵。痛声直来泪不淋，鸦声黄泉有分。轻声儿气必弱，重浊惟痛与风。狂声高喊热在中，声战寒气已重。声急连连不绝，多泪必是神惊。声带闷塞痰在心，喘气噎难顺行。肝病声悲肺促，脾慢心病声雄。小肠声短大不同，大肠声长较纵。肾病声沉胃速，胆清膀胱声微。重浊沉静疳积亏，聆音病知源委。伤风必多喷嚏，呵欠倦怠神伤。撮口鸦声气急扬，蹼跌受喝惊张。

切 脉

切脉察病歌

三周以下儿有病，男左女右看三关。寅是风关卯是气，辰是命关医难治。虎口有筋往上接，看之须要分五色。红黄安乐五脏和，青紫定其受惊吓。入掌生枝恐不详（若筋冲三关，又分了枝，其症十死一生，惟久咳不在此论），筋透三关命必亡。初关乍入推宜早，次节相侵亦可防。筋赤定然因膈食，筋青端的水风伤。筋连大指阴症候（阴者寒深入也，花生寅卯位，主虫，又主脏败凶），筋若生花主不祥。筋带悬针主吐泻，筋纹向外命难当。四肢瘫软腹膨胀，吐乳却因乳食伤（丫鱼刺伤风向外者，冲过命关，向大肠倒去）。

辨指经秘诀歌

小儿三关食指，男左女右先详。初中风气命三关，风关惊起小恙。侵气病可进退，命关逆候多亡。生又珠点透三关，蒿里歌声恸唱。三关筋色纯黑，死期不日可伤。弓反里外更难当，恶候筋纹此样。食指筋纹五色，红寒紫热须详。伤食青紫气虚烦，青黑逆多惆怅。小儿指纹青色，多因胎气不全。深青夜卧不安然，腹病微青必见。黑气盘肠内吊，牵抽发搐连绵。黄兼面白泻来缠，紫赤伤风不免。指筋若有红色，惊入脾窍分明。红微下痢腹中寒，吐泻脾虚食禁。三关深红筋见，身强发热常惊。纹弓余食膈中停，面黄脾经积病。三关纹生紫色，胎惊热毒熏蒸。惊时啼哭又呻吟，多因紫青筋甚。微紫筋因伤热，弓纹吐泻频频。紫青黑色常悬针，曲指风热为病（了悬针，主水泻，水川字，主痰涎轻证）。

脉 法 歌（此论掌下）

小儿六岁须凭脉，一指三关定数息。迟冷数热古今传，浮风沉积当先识。左手人迎主外邪，右手气口主内疾。外邪风寒暑湿侵，内症乳食痰兼积。洪紧无汗是伤寒，浮缓伤风有汗液。浮而洪大风热甚，沉而细滑积乳食。沉紧腹中痛不休，沉弦喉内作喘急。紧促之时疹痘生，紧数之际惊风疾。虚软慢惊作瘛疭（音计纵小儿风病）。紧盛风痫发搐掣。软而细者为疳虫，牢而实者必便结。滑主痰壅食所伤，芤脉必主于失血。虚而有气为之惊，弦急客忤君须识。大小不匀为恶候，三至为脱二至卒。五至为虚四至损，六至平和曰无疾。七至八至病尤轻，九至十至病势急。十一二至死无疑，此诀万中无一失。凡小儿三岁以上，用一指按寸关尺三部，常以六七至为平脉。添则为热，减则为寒，浮洪风盛，数则多惊，沉滞为虚，沉实为积。

坏症十五候

　　眼生赤脉贯瞳仁<small>瞳仁属肾，肾有两筋自有脊直至脑门，贯其二睛。心与肾交，水火相济。若水火两绝，则赤脉贯矣</small>，向上直瞻不转睛<small>向上直视不动，肾膀俱绝</small>。手足不收毛发竖<small>胃主肌肤四肢，胃绝则毛发竖，手足不能收管</small>，囟门肿起又作坑<small>心主血、心绝、血不上行</small>。天柱骨痿头偃后<small>心绝不治之症</small>，咬牙出舌语不明<small>舌乃心之外应，心绝血不流行，虚舌出口或舌短不语</small>。齿或咬人肾脉绝<small>肾乃骨之主，齿乃骨之余，绝则齿痒咬牙或咬人，肾绝心亦绝</small>，鼻孔干燥黑来侵<small>鼻为肺之外应、燥黑则肺绝</small>。鱼口气粗嚏不得<small>肺为气主，肺绝则气出不返，或气急难嚏，鱼口一张一闭</small>，大肠脉绝忽鸦声忽作鸦声则大肠绝矣，鸦声变声不止。两手抱头目无彩肝藏血，目乃肝之外应，血脉不荫则指甲青黑，及目无光彩，筋缩则两手抱头肝绝，指甲黑色又伤青。喉中曳锯口吐沫凡有涎出口鼻，风疾闭窍面黑形五孔干燥不治之症，是风痰塞关窍，血脉不行，不纳汤药，面色青黑。心寒脉绝令肺胀，饮水直下胃无存肺胃俱绝、饮水不歇、直下大肠中去，必死之症。痢如死鸭鹅之血心绝，臭秽血水糟汤临脏腑俱败。四脂汗出如油荣卫俱绝，阴阳杂，津液散于四肢，如黏胶者不治，手生掷摇那得生心绝。面黑唇缩不盖齿脾绝，蛔虫口出死形真脾绝。

五脏气脱凶死诀

摇头直视心气脱，青共唇腮肝气脱，雨汗大喘肺气脱，唇缩脐翻脾气脱，瞑目遗溺肾气脱。

卷二　穴象手法

穴道图象

潜庵曰：推拿一书，其法最灵。或有不灵，认穴之不真耳，即如头为诸阳之首，面为五脏之精华。十指联络于周身之血脉，穴不真则窍不通。窍不通则法不灵，故予于斯书。首著诀法总纲，次详全身经穴，而图象昭焉，手法明焉，百病除焉。

穴在头脑者

百会穴（在头顶毛发中，以线率向发之前后左右量之），囟门穴（在百会前，即泥丸也），中庭穴（在发际上边些），天庭穴（即天门，又名三门），天心穴（在额正中，略下于天庭），两额（在太阳之上），印堂（在两眉中心，名二门），额角（左为太阳，右为太阴），风府（在脑后枕骨下，俗名脑窝），天柱（即颈骨也）。

穴在面者

山根（在两眼中间，鼻梁骨名る一门），三阳（左眼胞），三阴（右眼胞），准头（名年寿即鼻也），龙角（一名文台，在左耳鬓毛中），虎角（名武台，在右耳鬓毛），风门（在两耳门外），风池（在目上胞，一名坎上），气池（在目下胞，一名坎下），左颊右颊（在两颧之旁），两颐（在上口唇两旁，即腮也），水沟（在准头下，人中是也），食仓穴（在左右两颐下），承浆穴（在人中下颏地角）。

穴在手指者

少商穴（在大拇指尖），商阳穴（在食指尖，指根下一节横纹是风关，从掌上巽宫来，二横纹是气关，三横纹是命关），中冲穴（在中指尖），关冲穴（在无名指尖），少冲穴（在小拇指尖），大肠穴（在食指外边），小肠穴（在小拇指外边），四横纹（在食将无名小指中三道小横纹，除去大指，故名四）。

穴在阳掌者

内劳穴（在手心正中属凉），八卦（将指根下是离宫，属心火，运八卦必用大指掩拿，不可运，恐动心火），坎宫（紧与离宫对，在小天心之上，属肾水），乾宫（名天门，一名神门，在坎宫之右），小天心（在坎宫下中门），阳池穴阴池穴（在小天心两旁），板门穴（在大指下，一块平肉如板属胃），大横纹（在手掌下一道横纹），浮心穴（在大横纹左边），肾经穴（在大横纹右边），二人上马穴（在小指旁二四横纹，及掌乾宫旁），水底穴（在小指旁，从指尖到乾宫外边皆是，属肾水），虎口穴（在大食二指丫处筋通三关处）。

穴在阳膊者

总筋穴（在大横纹下，指之脉络皆总于此，中四指脉总于此），内间史穴（在总筋下寸许，一名内关候），天河穴（在内间史下，自总筋直往曲池），曲池穴（在手弯处，一名洪池），经渠穴（在浮心一边，内间史旁），列缺穴（在经渠下天河旁），鱼际穴（阳池旁边一小窝处，乃大指散脉处），三关穴（在手膊上旁边），六腑穴（在手膊下旁边）。

穴在阴掌者

外劳宫（在手背正中属暖），合骨穴（在手背大指食指两骨丫叉相合之间），威灵穴（在外劳右边骨缝处），精灵穴（在外劳左边骨缝处），一扇门（在食将二指下夹缝处，威灵穴之上），二扇门（在无名小指根两夹缝中），大陵位穴（在外劳下手背骨节处）。

穴在阴膊者

一窝风穴（大陵位下，手膊上与阳膊总筋下相对），阳池穴（在外间史下），外间史穴（在一窝风下，与内间史相对，一名外关候），肩井穴（在肩膊眼窝内），斗肘穴（在手肘曲处，高起圆骨处）。

穴在前身者

人迎穴（喉之左右），膻中穴（在迎人下正中，与背后风门相对，皆肺家华盖之系），天枢穴（在膻中穴下两旁，两乳之上），乳穴（在两乳下），鸠尾穴（掩心骨尽处），肚脐穴（一名神阙）。中脘穴（胃藏饮食处），期门穴（在两胁下软处，吸气之所），关元穴（脐下宽平处，与下气海相连），丹田穴（即气海也），肚角穴（腰下两旁往丹田处也），肾囊（卵胞也）。

穴在脊背者

风门穴（在脊骨二节下），中枢穴（在脊骨七节之上），七节骨穴（与心窝相对），心俞穴（在七节骨左寸许），肺俞穴（在七节骨右寸许），腰俞穴（对前两腰旁），膀胱穴（在左股上），命门穴（在右股上），龟尾穴（一名闾星，脊骨尽头处也）。

穴在足下者

鬼眼穴（在膝头处膝眼），委中穴（在膝弯陷处），前承山穴（一名子母穴，在下腿之前，与后承山相对，一名中肿穴），后承山穴（一名后水穴，在腿肚上，如鱼肚一般，一名鱼肚穴），百虫穴（在大腿之上外边），三里穴（在膝头之下），外鬼眼穴（在膝外眼陷中），鬼胀穴（在后腿肚旁），解溪穴（在脚面上弯处，与下中指相对），仆参穴（在脚后根上，一名鞋带穴），大敦穴（在足大指），涌泉穴（在脚板心中处）。

面部气色十二经总现处。五位色青，惊积不散。五位色红，伤寒痰壅，积盛惊悸。五位色黄，食积疳痞。五位色白，气不充实，滑泄吐痢。五位色黑，脏腑欲绝，疾危症恶。面青眼青，肝病。面赤唇红，心病。面黄鼻黄，脾病。面颊白色，肺病。五脏各有所属，细探其色，即知表里虚实盈亏。其寒热补泄之法，可考而知也。

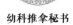

正 面 图

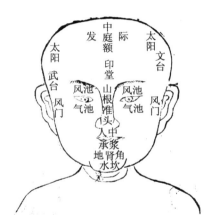

正面图

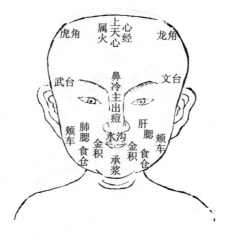

正面图

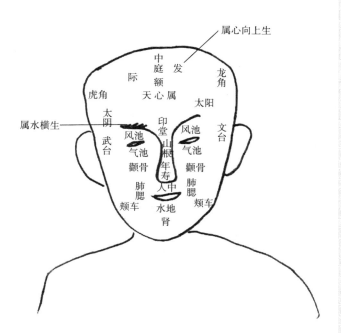

属心向上生

中庭 发 龙角

际 额 属 太阳

天 心

虎角

太阴 印堂 风池 文台

属水横生 武台 风池 山根 气池

气池 年寿 颧骨

颧骨 人中 肺腮

肺腮 地 颊车

颊车 水 肾

正 面 图

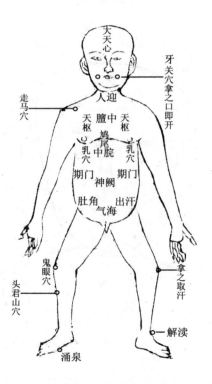

背面图

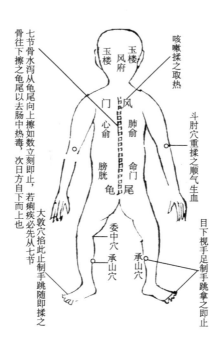

玉楼
玉楼
风府

咳嗽揉之取热

门
风

七节骨水泻从龟尾向上擦如数立刻即止，骨往下擦之龟尾以去肠中热毒，次日方自下而上也

肺俞
心俞

斗肘穴重揉之顺气生血

膀胱
龟

命门
尾

目下视手足制手跳拿之即止

委中穴
承山穴

大敦穴掐此止制手跳随即揉之

承山穴

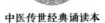

侧面图

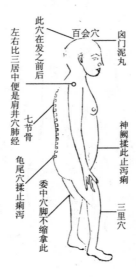

囟门泥丸

此穴在发之前后

百会穴

左右比三居中便是肩井穴肺经

七节骨

神阙揉此止泻痢

三里穴

龟尾穴揉止痢泻

委中穴脚不缩拿此

阳掌八卦图

五指经络内外秘旨随手形象开附于后

中指名为将指，属心，心气通于舌。络联于将指，通背左筋心俞穴。手中冲穴，足涌泉穴，大拇指下一指，名为食指，属肝。肝气通于目，络联于食指，通于小大心穴，足大溪穴。

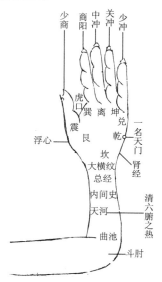

阳掌图一

大拇指属脾土，脾气通于口，络联于大指，通背右筋天枢穴，手列缺穴，足三里穴。

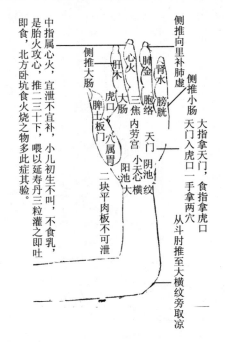

中指属心火，宜泄不宜补，小儿初生不叫，不食乳，即食，北方卧坑食火烧之物多此症其验。是胎火攻心，推二三十下，喂以延寿丹三粒灌之即吐

侧推向里补肺虚
侧推小肠
心火
肺金
肝木
肾水
膀胱
侧推大肠
虎口
大肠
三焦
胞络
内劳宫
天门
脾土板门
穴属胃
二块平肉板不可泄
阴池纹
小天心
大横
阳池

大指拿天门，食指拿虎口
天门入虎口一手拿两穴
从斗肘推至大横纹旁取凉

阳掌图二

　　小指上一指名为无名指，属肺。肺气通于鼻，络联于无名指。通胸前膻中穴，背后风门穴。小指属肾，肾气通于耳，络联于小指。通目瞳人，手合骨穴，足大敦穴。

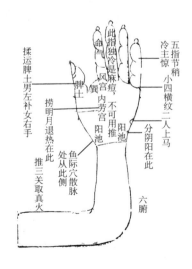

阳掌图三

大肠筋在食指外边，络联于虎口，直到食指侧巅。

小肠经小指外边，络联于神门，直至小指侧巅。

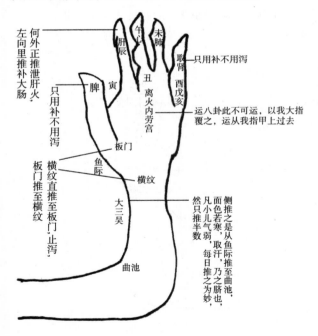

何外正推泄肝火，左向里推补大肠

脾

只用补不用泻

横纹直推至板门，止泻，板门推至横纹

午心、卯辰、未肺、取肾、丑、离火内劳宫、酉戌亥、寅

板门

鱼际

横纹

大三昊

曲池

只用补不用泻

运八卦此不可运，以我大指覆之，运从我指甲上过去

侧推之是从鱼际推至曲池，面色若寒，取汗，乃之脐也，凡小儿气弱，每日推之为妙，然只推半数

阴掌图

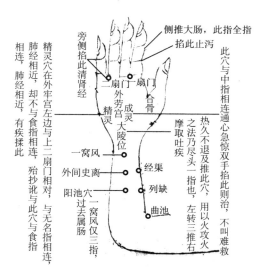

侧推大肠，此指全指

掐此止泻

旁侧掐此清肾经

二扇门　门扇门

外劳宫　合骨

精灵　成灵

大陵位

一窝风

外间史离

阳池穴过去属肠

经渠

列缺

曲池

精灵穴在外牢宫左边与上二扇门相对，与无名指相连，肺经相近，却不与食指相连，殆抄讹与此穴与食指相连，肺经相近，有疾揉此

此穴与中指相连通心急惊双手掐此则治，用以火攻火之法乃尽及头一指也，左转三推右

热久不退及推此穴，摩取吐疾

一窝风仅三指，

五 指 歌

　　五指梢头冷，惊来神不安。若还中指热，必定是伤寒。中指独自冷，麻痘症相当。男女分左右，医家仔细看。

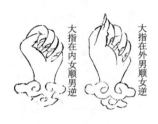

大指在内女顺男逆　　大指在外男顺女逆

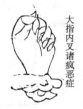

大指内叉诸疯恶症

按穴却病手法论

　　潜庵曰：仙女传救婴儿妙法，实谙先天机微。左旋右揉，推拿掐运。诸穴手法，至妙至精。苟缺一穴，而众穴不灵。稍少一法，而妙法不真。医家必深思其义蕴，而详究其指归，乃为有济。然法虽有定，变通在人。标本先后轻重多寡之间，用手法而不泥乎法，神乎法而不离乎法。神而明之，存乎一心，所当兢兢致意者尔。

手法秘旨

　　凡观小儿病症，男观左手右脚，女观右手左脚。必察何经络，得其症候。方知道推某筋，掐某处，久揉验。总要先观儿虚实，而手法推之数目，即一定之。一岁三百，不可拘也。又要审定主穴，某病症以某穴为主。则众手该用者在前，而此主穴在后，多用工夫，从其重也。盖穴有君臣，推有缓急。用数穴中有一穴为主者，而一穴君也，众穴臣也，相为表里而相济者也。故赤子之病，有一视而愈者，亦有推数穴而不愈者，是不明于察形辨症之主穴也。有一穴而治数病者，有数穴而治一病者。有一手而拿两穴者，有两手而拿一穴者。有病轻而推数穴不愈者，有重病而推二三穴即愈者，总待人神明其源而精乎其极也。故云病轻一时松，病重对日功。若平日有惯病者，推毕后，必用总收手法。其病方永久不犯，用手法者慎思之。

分补泄左右细详秘旨歌

补泄分明寒与热，左转补兮右转泄。男女不同上下推，子前午后要分别。寒者温之热者凉，虚者补之实者泄。手足温和顺可言，冷厥四肢凶莫测。十二经中看病原，穴真去病汤浇雪。

又补泄辨

补者，往指根里推也，如推脾土，须屈小儿大指。从指之外边，侧推到板门，此为补，伸儿指者非也，泄者向指根往外推也。推脾不宜，惟推肝肾肺以泄火，如此。

掐运推拿辨

掐者，用大指甲，将病处掐之，其掐数亦如推数。运者，运五经八卦也，五经用食将指平行，八卦用大指肉侧行。惟离宫属火，不可运。医者拿小儿手，即自以大指按覆之。推者，以指推去而不返，返则向外为泄。

或用大指，或用三指，穴道不同，惟心经无推。揉者，揉天枢，用大将二指，双揉齐揉。中腕全掌揉，曲池阳池将指揉。脐与龟尾皆搓掌心，用三指揉之，或用二指，视儿大小。

详观筋色属五行生克掐法秘旨

赤筋，乃浮阳属火，应心与小肠，主霍乱，外通赤龙燥热。乾宫掐之，则阳火即散。青筋，乃青阳属木，应肝与胆，主温和，外通眼目赤滥多泪，坎位掐之，则目自明。黄筋，属土居中，五行应脾胃，主温暖，肠鸣霍乱，吐泻痢疾，皆中界总筋处掐之。淡黄筋，居中属火上，应三焦，主半寒半热，生壅塞之症，宜中宫内劳掐之。白筋，乃浊阴属金，应肺与大肠，外通鼻，主腹满脑昏生痰，宜界外指臂，掐之立效。黑筋，纯阴属水，应肾与膀胱，外通两耳，主冷气昏沉，宜向边位小指侧掐之。

大补泄抑法

子后火盛者，是阳火宜泄之。午后火盛者，是阴火宜补之。先热后寒，是阴干阳，宜先泄后补。先寒后热，是阳干阴，先补后泄。日间病重者，宜抑阳。夜间病重者，宜抑阴。

论穴分寸

屈小儿中指节，度之为寸，折半为五分，非尺寸之谓也。

三关六腑秘旨歌

小儿元气胜三关，推动三关真火然。真火熏蒸来五脏，小儿百脉皆和畅。元气既足邪气退，热极不退六腑推。若非极热退愈寒，不如不退较为安。六腑愈寒疾愈盛，水火相交方吉庆。解曰：推三关取热，退六腑取凉，犹医家大寒大热之剂。若非大寒大热，必二法交用，取水火相济之义也。

取温凉汗吐泻秘旨

凡身热重者，但捞明月，或揉涌泉，引热下行，或揉脐及鸠尾。又方用芽茶嚼烂，贴内间史穴上。又方用靛搽手足四心，又用水粉乳，调搽太阳四心，即热退矣。凡身凉重者，揉外劳宫。揉板门穴，揉二扇门，推三关，揉阳位。又方用蕲艾揉细，火烘敷脐立热。凡要取汗者，推三关，揉二扇门穴，用黄蜂入洞为妙。凡要止汗者，退六腑，补肺经。如不止，方用浮小麦煎汤灌之，立效。至无疾自汗，乃小儿常事，不可过疑。凡取吐泄者，外劳推至大陵位。取吐方知为第一，大陵反转至劳宫。泄下心火无止息，左转三来右一摩，此是神仙真妙诀。凡止吐泄者，呕吐乳食真可怜。板门来至横纹，横纹若转板门去，吐泄童子可安宁。其间口诀无多记，往者俱重过者轻。此合上外劳二法，俱圆推。男左转女右转，去重回轻，此一节须详究。

各穴用法总歌（须熟读细玩）

心经一掐外劳宫，三关之上慢从容。汗若不来揉二扇，黄蜂入洞有奇功（从容者、慢缓则周到有力、此取汗要诀）。肝经有病人多痹，推补脾土病即除。八卦大肠应有用，飞金走气亦相随（痹者昏睡也，眼翻沉迷，人事不知以补脾土运八卦为主）。咳嗽痰涎呕吐时，一经清肺次揾离。离宫推至乾宫止，两头重实中轻虚（咳者肺管有风，久咳肺系四垂不收，推肺肾为主，久者不易治）。饮食不进推脾土，人事瘦弱可为之。屈为补兮清直泄，妙中之妙有玄机（以补脾为主）。小水赤黄亦可清，但推肾水揾横纹。短少之时宜用补，赤热清之得安宁（以肾水为主）。大肠有病泄泻多，侧推大肠久按摩。分理阴阳皆顺息，补脾方得远沉疴。小肠有病气来攻，横纹板门推可通。用心记取精灵穴，管教却病快如风。命门有病元气亏，脾土大肠八卦为。侧推三关真火足，天门斗肘免灾危。三焦有病生寒热，天河六腑神仙诀。能知取水解炎蒸，分别阴阳揾指节。膀胱有病作淋疴，补水八卦运天河。胆经有病口作苦，重推脾土莫蹉跎。肾经有病小便涩，推动肾水即清徹。肾脉经传小指尖，依方推揾无差忒。胃经有病食不消，脾土大肠八卦调。胃口凉时心作哕，板门温热始为高。心经有热发迷痴，天河水过作洪池。心若有病补上膈，三关离火莫推迟（总筋天河为主二人上马补肾水）。肝经有病人闭目，推动脾土效最速。脾若热时食不进，再加六腑病除速（退肝病以脾土为主，运五脏，清天河，飞金走气次之）。

手法治病歌

水底明月最为凉，清心止热此为强。飞金走气能行气，赤凤摇头助气良。黄蜂入洞最为热，阴症白痢并水泻。发汗不出后用之，顿教孔窍皆通泄。大肠侧推到虎口，止吐止泻断根源。疟痢羸瘦并水泻，心胸痞满也能痊。掐肺经络节与离，推离往乾中要轻。冒风咳嗽并吐逆，此筋推掐抵千金。肾水一纹是后溪，推下为补上为清。小便闭塞清之妙，肾经虚损补为能。六腑专治脏腑热，遍身潮热大便结。人事昏沉总可推，去火浑如汤泼雪。总筋天水皆除热，口中热气并刮舌。心惊积热火眼攻，推之即好真妙诀。五经运通脏腑塞，八卦开胸化痰逆。胸膈痞满最为先，不是知音莫与泄。四横纹和上下气，吼气肚痛掐可止。二人上马清补肾，小肠诸病俱能理。阴阳能除寒与热，二便不通并水泻。诸病医家先下手，带绕天心坎水诀。人事昏迷痢疾攻，疾忙急救要口诀。天门双捏到虎口，斗肘重揉又生血。一掐五指节与离，行风被喝要须知。小天心能生肾水，肾水虚少推莫迟。板门专治气促攻，扇门发热汗宜通。一窝风能治肚痛，阳池穴上治头痛。外劳治泻亦可用，拿此又可止头痛。精灵穴能医孔气，威灵促死可回生。

推五脏虚实病原治法歌

心实叫哭兼发热，饮水惊揩唇破裂。天河六腑并阴阳，飞金水底捞明月。虚则困卧睡不安，补脾便是神仙诀。左转心经与劳宫，再分阴阳三五百。肝实顿闷兼呵欠，目直项急叫多惊。右转心惊推六腑，天河明月两相亲。虚则咬牙迷多欠，补肾三关掐大陵。揉按中指单展翅，再把阴阳着意分。脾实困睡频频饮，身中有热觉沉呵。推脾推肺推六腑，运水入火并天河。虚则有伤多吐泻，左转心经热气疴。赤风摇头并运卦，阴阳外间使宜多。肺实闷乱兼喘促，或饮不饮或啼哭。泄肺阴阳六腑河，八卦飞金与合骨。虚则气短喘必多，哽气长出气来速。补脾运卦分阴阳，离轻乾重三百足。肾主瞳人目畏明，又无光彩少精神。解颅死症头下窜，白精多过黑瞳睛。面皮皖白宜推肺，肾脾兼补要均停。重耳中渚揉百次，尿黄清肾却通淋。

惊风定生死秘旨歌

急惊父母惶恐，慢惊医家担心。不语口闭眼翻睁，下手便掐威灵。两手大指齐掐，手嫩隔绢方轻。一声显叫得欢欣，不醒还须法应。囟陷不跳必死，开而跳者还生。再掐中冲要知音，知痛声音动听。大溪眼可掐，肾头掐亦苏醒。两乳穴下探死生，舍此何须又论。

手法同异多寡宜忌辨明秘旨歌

小儿周身穴道，推拿左右相同。三关六腑要通融，上下男女变动（男左手、女右手、男从左手外往里推为补、从里往外推为泄、推女相反在右手）。脾土男左为补，女补右转为功。阴阳各别见天工，除此俱该同用。急惊推拿宜泄，痰火一时相攻。自内而外莫从容，攻去痰火有用。慢惊推拿须补，自外而内相从。一切补泄法皆同，男女关腑异弄。法虽一定不易，变通总在人心。本缓标急重与轻，虚实参乎病症。初生轻指点穴，二三用力方凭。五七十岁推渐深，医家次第神明。一岁定须二百，二周六百何疑。月家赤子轻为之，寒火多寡再议。年逾二八长大，推拿费力支持。七日十日病方离，虚诳医家谁治。禁用三关手法，足热二便难通。渴甚腮赤眼珠红，脉数气喘舌弄。忌用六腑手法，泄青面㿠白容。脉微呕吐腹膨空，足冷眼青休用。小儿可下病症，实热面赤眼红。腹膨胁满积难通，浮肿疟腮疼痛（下者六腑也）。小便赤黄壮热，气喘食积宜攻。遍身疮疥血淋漓，腹硬肚疼合用。不可下有数症，囟陷肢冷无神。不时自汗泄频频，气虚干呕难忍。面白食不消化，虚疾潮热肠鸣。毛焦神困脉微沉，烦躁鼻塞咳甚。

用汤时宜秘旨

春夏汤宜薄荷，秋冬又用木香。咳嗽痰吼加葱姜，麝尤通窍为良。加油少许皮润，四六分做留余。试病加减不难知，如此见功尤易（手法一岁、虽云三百、然必轻者四分、重者六分、以待加减）。四季俱用葱姜煎汤，加以油麝少许推之。

卷三　推拿手法注释

手法注释四十二条

分阴阳

阴阳者，手掌下。右阴池穴，左阳池穴也。其穴屈小儿四指拳过处，即坎宫小天心处。以我两手大拇指，从小天心处两分推之。盖小儿之病，多因气血不和。故一切推法，必先从阴阳分起，诸症之要领，众法之先声。推此不特能和气血，凡一切膨胀泄泻。如五脏六腑有虚，或大小便不通，或惊风痰喘等疾，皆可治之。至于乍寒乍热，尤为对症，热多则分阳从重，寒多则分阴从重。推者必审其轻重而用之，凡症必先用此法。用时医者正好察色审音，探问因由而斟酌其对症之手法也。

合阴阳

合者，以我两大指从阴阳处合来。盖因痰涎涌甚，先掐肾经取热，然后合阴阳照天河极力推去，而痰即散也。

小 天 心

因额上有大天心，故此阴阳中间名小天心。临坎水，小水赤黄。揉此以清肾水之火，眼翻上下，掐之甚妙。若绕天心，则已在分阴阳之内矣。

运 八 卦

八卦在手掌上，中指根下是离宫，属心火。此宫不宜运动，恐运动心火，运法必用我大指覆按之。然后以我食指头，从乾宫向兑坤小指边左旋到坎，归乾为一运。其运至离宫则从我大指甲上过矣，此法开胸化痰。除气闷满胀，至于吐乳食，有九重三轻之法。医者分阴阳之后，必次及于此。

运 五 经

五经者，五指头之经络也。心经在将指，肝经在食指，脾经在大拇指，肺经在无名指，肾经在小指。运者以我食指运小儿五指头肉上，此法能治大小便结，开咽喉胸膈中闷塞，以及肚响腹胀，气吼泄泻诸病。盖五脏之气，运动即能开利。

运水入土（泄）

土者胃土也，在板门穴上，属艮宫。水者肾水也，在小指外边些。运者以我大指，从小儿小指侧巅，推往乾坎艮也。此法能治大小便结，身弱肚起青筋。痢泻诸病，盖水盛土枯，运以润之，小水勤甚效。

运土入水（补）

土者脾土也，在大指。水者坎水也，在小天心穴上。运者从大指上，推至坎宫。盖因丹田作胀，眼睛为土盛水枯，运以滋之，大便结甚效。

侧推大肠到虎口

大肠穴，在小儿食指外旁。虎口在大食二指掌丫处，侧推者以我大指从儿食指旁尖推往虎口。盖因赤白痢水泻，皆属大肠之病。必推此以止而补之，且退肝肠之火。

推者必多用功夫，若大肠火结，退六腑足矣，不必清。

推脾土

脾土，在大拇指上罗纹。男左旋，女右旋。而程公权云：不如屈小儿大指内推为补，直指外推为清。盖因小儿虚弱，乳食少进。必推此有效，至痰食诸疾。又必先泄后补，总之人一身以脾土为主。推脾土以补为主，清之省人事。补之进饮食，万物土中生。乃一身之根本，治病之要着也。

推肾水

肾水在小拇指外旁，从指尖一直到阴池部位，属小肠肾水。里推为补，外推为清。清者，因小儿小水赤黄。补者，因肾水虚弱。清退脏腑热，补因小便短少。

推肝木

肝木在食指，木属肝，木生火，肝火动人眼目昏闭。法宜清，诸病从火起。人最难平者肝也，肝火盛则伤脾。退肝家之热，又必以补脾土为要。

推心火

心属中指，指根下离宫属火，凡心火动，口疮弄舌，根大小眦赤红，小水不通，皆宜推而清之。至于惊搐，尤宜清此（心经内一节，搯之止吐）。

推肺金

肺金在无名指属气，止咳化痰，性主温和。风寒入肺固嫩，伤热亦嗽。热宜清，寒亦宜清。惟虚宜补，而清之后亦宜补。凡小儿咳嗽痰喘，必推此，惊亦必推此。

推离往乾

离在将指根下，乾在二人上马之左旁。以我大指，从儿离宫推至乾宫。打个圆圈，离乾从重，中要轻虚，男左女右。盖因冒风咳嗽，或吐逆，搯肺经指节之后，必用此法为主。

二人上马

二人者，我之大食二指也。上马者，以我大指尖，按儿神门外旁。又以我食指尖，按儿小指根横纹旁。掐之，清补肾水，治小肠诸气，最效。若单掐肾水一节横纹，退潮热立效，又苏胃气，起沉疴，左转生凉，右转生热。

掐四横纹

四横纹，在食将无名小指指根下横纹，一名小横纹。小者对坎下大横纹而言也，四者四指也。掐者，以我大指掐之，按穴不起。手微动，却有数，其数如推运之数。盖因脏腑有热，口眼歪斜，嘴唇破烂，掐此退热除烦，且止肚痛。

点内劳

内劳在手心处，属凉，捞明月在此。点者轻轻拂起，如蜻蜓之点水，退心热极效。

揉外劳

外劳在手背居中，紧与内劳对，故亦名劳宫也，属热，揉之取汗。能治粪白不变，五谷不化。肚腹泄泻诸病，又大热不退，揉此退之，是以火攻火之道也。一云：左转生凉，右转生热。

外劳推至大陵位

大陵位在外劳下，手背末骨节处，在一窝风之上。从外劳推至大陵位者，取小儿吐痰。又从大陵反转至外劳，以泄心热。然以我手大指，左转三来。又必向右转一摩，左从重，右从轻，以取吐泄神效。但此九重三轻手法，最易忽忘，须用心切记，方不错乱，若错乱即不能吐矣。

板门直推到横纹

板门穴在大指下，高起一块平肉如板处，属胃，腕横纹者大横纹也。手掌下一道大横纹，板门直推到横纹，止吐神效。横纹转推到板门，止泻神效。若吐泄并作，先推止吐一半。然后合推板门推去重，若横纹推转轻。治气促气攻之症，推此即通快，吼胀亦揉板门。

拿 总 经

总经在小天心下，内间史上，五指诸筋经络，总由此散去，故名总经。小儿惊风，手足掣跳，横拿一个时辰。如不止，再掐大敦穴。大敦在足大指，男掐右足，女掐左足。若鹰爪惊，本穴掐后就揉。

掐 心 经

心经在将指尖中冲穴，小儿惊死。先掐此以试之，叫一声可治。如不叫，再掐威灵穴以试之。

双手掐威灵

威灵穴在外劳右边，与上一扇门相对。双手者以我两大指甲与甲合。一齐着力，按穴掐之。如小儿手嫩，以绸绢隔之，掐虽重而不伤儿手。此治小儿急惊，一掐一死，有声治，无声不治。

掐 精 灵

精灵穴在外劳左边，与上二扇门相对。掐此穴揉之，治小儿痰涌气促气急，用此法即散。

揉 扇 门

一扇门穴在食将两指根夹缝中，二扇门穴在无名小指夹缝处。以我两大指肉捏揉之，治小儿汗不出，热不退。

侧推大三关

大三关者，对风气命食指上小三关而言也，属真火元气。其穴从鱼际火，在膀上边，到手弯曲池，故曰侧。其推法，以我二指，或三指，从容用力。自鱼际推到曲池，培补元气。第一有功，熏蒸取汗，此为要着。男子左手，从鱼际推到曲池，女子从曲池推往鱼际在右手。

退 六 腑

六腑穴在膀之下，上对三关。退者从斗肘处向外推至大横纹头，属凉。专治脏腑热，大便结，遍身潮热，人事昏沉，三焦火病，此为要着。若女子，则从大横纹头向里推至斗肘以取凉。在右手，医者须小心记之，不可误用，男女惟此不同耳。合上二法，大寒大热，偏用。若补元气，必相济而用，未可偏也。但推数多寡之不同耳。

揉上天心

上天心者，大天心也。在天庭中，小儿病目，揉此甚效。以我大指按揉之，眼珠上视往下揉，眼珠下视往上揉，两目不开左右揉。口眼歪斜亦必掐此。

清 天 河

天河穴在膀膊中。从坎宫小天心处，一直到手弯曲池。清者以我手三指，或二指。自大横纹推到曲池，以取凉退热，并治淋疴昏睡，一切火症俱妙。

揉 中 脘

中脘在心窝下，胃府也，积食积滞在此。揉者，放小儿卧倒仰睡，以我手掌按而揉之。左右揉则积滞食闷，即消化矣。

揉 涌 泉

涌泉穴在脚心不着地处。左揉止吐，右揉止泻。男依此，女反之。男右脚，女左脚。退烦热亦妙，引热下行。

掐一窝风

一窝风在大陵下些。掐此能止肚痛，或久病慢惊皆可。

掐揉阳池

阳池穴在一窝风之下，掐此专治头痛。

掐内间史

内间史穴在总经下寸许，天河路上，掐此剿疟。

揉膻中风门

膻中在胸前堂骨洼处，风门在脊背上，与膻中相对。揉者，以我两手按小儿前后两穴。齐揉之，以除肺家风寒邪热，气喘咳嗽之症。

掐五指节

掌背后五指节掐之，去风化痰，苏醒人事，通关膈闭塞。

拿蹼参穴

一名鞋带，在脚后脚跟上。惊死重拿即醒，久拿必活。

揉天枢

天枢穴在膻中两旁两乳之上。揉此以化痰止嗽，其揉法以我大食两指，八字分开，按而揉之。

掐解溪

解溪穴在脚面上弯处。小儿内吊惊往后仰，掐之即揉。

拿委中

委中穴在腿弯中。小儿脚不缩，重拿之，向前蹼掐之。

拿承山

承山穴在腿肚中。一名鱼肚穴，一把拿之。拿此穴，小儿即睡。又治气喘，掐之即揉，男右女左。

揉脐及鸠尾

鸠尾在心窝上，掩心骨是也。脐乃肚脐，一名神阙。揉者以我右掌，从小儿关元，右拂上至鸠尾，左旋而下，如数周回。盖小儿天一真水在此，取水来克火之故也。身热重者，必用此法，须用三指方着力。若手心则不着力矣，寒掌无指，乃搓热手心揉脐也。

十三大手法推拿注释

天门入虎口重揉斗肘穴

此顺气生血之法也。天门即神门，乃乾宫也。斗肘，膀膊下肘后一团骨也。其法以我左手托小儿斗肘穴，复以我右手大指叉入虎口，又以我将指管定天门。是一手拿两穴，两手三穴并做也。然必曲小儿手揉之，庶斗肘处得力，天门虎口处又省力也。

打马过天河

此能活麻木通关节脉窍之良法也。马者二人上马穴也，在天门下。其法以我食将二指，自小儿上马处打起。摆至天河，去四回三，至曲池内一弹。如儿辈嬉戏打破之状，此法惟凉去热。

黄蜂入洞

此寒重取汗之奇法也。洞在小儿两鼻孔，我食将二指头，一对黄蜂也。其法曲我大指，伸我食将二指。入小儿两鼻孔内揉之，如黄蜂入洞之状。用此法汗必至，若非重寒阴症不宜用，盖有清天河捞明月之法在。

水底捞明月

此退热必用之法也。水底者，小指边也。明月者，手心内劳宫也。其法以我手拿住小儿手指，将我大指。自儿小指旁尖推至坎宫，入内劳轻拂起，如捞明月之状。再一法或用凉水点入内劳，其热即止。盖凉入心肌，行背上，往脏腑，大凉之法不可乱用。

飞金走气

此去肺火，清内热，消膨胀，救失声音之妙法也。

金者能生水，走气者气行动也，其法性温。以我将指蘸凉水置内劳宫，仍以将指引劳宫水上天河去。前行三次，后转一次，以口吹气微嘘跟水行，加气走也。

按弦走搓摩

此运开积痰积气痞疾之要法也。弦者勒肘骨也，在两胁上。其法着一人抱小儿坐在怀中，将小儿两手抄搭小儿两肩上，以我两手对小儿两胁止搓摩至肚角下。积痰积气自然运化，若久痞则非一日之功，须久搓摩乃效。

二龙戏珠

此止小儿四肢掣跳之良法也。其法性温，以我食将二指自儿总经上，参差以指头按之，战行直至曲池陷中。重揉其指头如圆珠乱落，故名戏珠，半表半里。

双龙摆尾

此解大小便结之妙法也。其法以我右手拿小儿食小二指，将左手托儿斗肘穴。扯摇如数，似双龙摆尾之状。又或以我右手拿儿食指，以我左手拿儿小指，往下摇拽亦似之。

猿猴摘果

此剿疟疾，并除犬吠人喝之症之良法也，亦能治痰气除寒退热。其法以我两手大指食指提孩儿两耳尖，上往若干数，又扯两耳坠，下垂若干数，如猿猴摘果之状。

揉脐及龟尾并擦七节骨

此治泻痢之良法也。龟尾者，脊骨尽头间尾穴也。七节骨者，从头颈骨数下第七节也。其法以我一手，用三指揉脐，又以我一手，托揉龟尾。揉讫，自龟尾擦上七节骨为补，水泻专用补。若赤白痢，必自上七节骨擦下龟尾为泄，推第二次再用补。盖先去大肠热毒，然后可补也，至伤寒后骨节痛，专擦七节骨至龟尾。

赤凤摇头

此消膨胀舒喘之良法也。通关顺气，不拘寒热，必用之法。其法以我左手食将二指，掐按小儿曲池内，作凤二眼。以我右手仰拿儿小食无名中四指摇之，似凤鸟摇头之状。

凤凰单展翅

此扦噎能消之良法也，亦能舒喘胀，其性温。治凉法，用我右手单拿儿中指，以我左手按掐儿斗肘穴圆骨，慢摇如数。似凤凰单展翅之象，除虚气虚热俱妙。

总 收 法

诸症推毕，以此法收之，久病更宜用此，方永不犯其法。以我左手食指，掐按儿肩井陷中，乃肩膊眼也。又以我右手紧拿小儿食指无名指，伸摇如数，病不复发矣。

十三手法歌

齐拿天门虎口，重揉斗肘并做。麻木关节要通活，打马须过天河。黄蜂入洞热汗，水底捞月寒凉。飞金走气化风痰，按弦搓摩积散。积痰积食搓走，二龙戏珠温和。双龙摆尾解结疴，截疟猿猴摘果。欲止小儿痢泻，揉脐并及龟尾。赤凤摇头喘胀为，消噎展翅单飞。拿儿

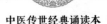
无名食指，伸摇尽力用功。有食先掐肩井中，总收久病宜用。永除小儿惯疾，要将百穴全拿。若有一二法少瘥，未及年逾又发。十三手法却病，仙传留救现童。医者深思神会通，浮气粗心休用。

卷四 推拿病症分类

胎毒门

胎毒者，胎中受母热毒致生病症。三朝一七，十日半月之内，最难救治。五六日尤难，速服延寿丹豆大三粒，即愈。

哑 口

哑口者，受母胎中热毒，心寒气蔽，落地无声。此时不暇用推法，速服延寿丹少许，即愈。

口 噤

儿生三日不哭不乳，是云口噤。此胎受火毒，攻心传肺。故饮食不进，啼哭无声，速服延寿丹少许，即愈。

脐 风

儿生一七之内，肚胀腹硬，脐围浮肿，口撮眉攒，牙关不开，名脐风撮口症。盖因脐带剪短，或结缚不紧。致水湿浸脐，客风乘虚而入，传之于心，蕴蓄其邪。复传脾络，舌强唇青，手足微搐，喉中痰响，是其候也。服延寿丹少许，即愈。如神脱气冷，不治。

马 牙

小儿月内打嚏，即是马牙。盖因气血薄弱，不能制伏其毒。以心火上炎，牙龈遍生白色。用针刺破，毛青布蘸水掠洗。后用金墨搽，不复长。宜服延寿丹少许，即愈。

鹅 口

小儿胎火攻心，致上腭有白点。状如粟米，名曰乳鹅。或口内白沫满舌，上腭戴碍。状如鹅口，开而不合。语声不出，乳食多艰，皆由热毒上攻也。治法宜分阴阳，运八卦，清心经，捞明月，宜服延寿丹。

重舌木舌

脾之脉络系舌旁，肝之脉络系舌本，心之脉络系舌根，三经受胎毒而上攻。舌下又像有一舌，名曰重舌；舌肿如木，名曰木舌。又或舌卷缩，或舒长，或肿满，此风热盛而妨乳食也；又或生疮破裂，胃有湿热，四肢壮热是其候也。法宜分阴阳，运八卦，清心经，清脾经，清肝经，捞明月，清天河，宜服延寿丹。

夜　啼

夜啼有四。胎惊夜啼，邪火入心，心与小肠为表里，夜啼而遗溺者是也。见灯烦躁愈啼者，心热甚也。遇寒即啼者，寒疝也。面色紫黑，气郁如怒。若有恐惧，睡中惊跳者，误触神祇而夜啼也。法宜分阴阳，运八卦，运五经，捞明月，清天河，清心经。如寒推三关，方用灯心烧灰，搽母乳头上与儿舐之，即止。

诸热门

诸热各有其因，要辨虚实寒冷。如胎热，儿生三朝旬日月间。目闭面赤，眼胞浮肿，常作吟呻，或啼哭不已，时复惊烦，小便黄色，此因在胎受母热毒。因有此症，若不速治，便成鹅口、重舌木舌、赤紫丹瘤等症。又不以大寒之法攻之，热退则寒起，传作他症，切宜慎之。法宜分阴阳，运八卦，清天河，水底捞月，掐肾水，揉外劳，宜服延寿丹。

潮热往来

时热往来，来日依时而发依时而退，如潮水之应不差，故名潮热。大抵因饮食不调，中有积滞，以致气血壅盛，热发于外。伏热者，大便黄而气臭；宿寒者，大便白而酸臭是也。法宜分阴阳，运八卦，运水入土，捞明月。宿寒加推三关，气凑则天门虎口斗肘。

惊 热

心既受惊，气则不顺。身发微热，而梦寐虚惊。面光自汗，脉数烦躁，治当与急惊同。法宜分阴阳，运八卦，清心经，清肺经，清天河，捞明月，二人上马。

风　热

身热面清，口中亦热，烦叫不时，或大小便结，下之。法宜分阴阳，运八卦，掐心经，清肺经，清天河，二人上马，运水入土，捞明月。四肢掣跳用二龙戏珠，便结用双龙摆尾，退六腑宜服延寿丹。

烦　热

血气两盛，脏腑实热，表里俱热，烦燥不安，皮肤壮热是也。法宜分阴阳，运八卦，泻五经，揉外劳，退六腑，清心经，清肺经，清天河，捞明月，以大指揉涌泉为主。

脾　热

舌络萎缩，时时弄舌。因脾脏积热，不可妄用凉法治。法宜分阴阳，运八卦，清心火，清脾经，掐总经，推三关，退六腑，二人上马。捞明月，合上俱宜服延寿丹。

虚　热

因病后血气未定，四肢瘦弱，时多发热，一日三五次者。此客热乘虚而作，宜调气血补虚，其热自退。法宜分阴阳，运八卦，运五经，推三关。天门入虎口揉斗肘，飞金走气，捞明月。

实　热

头昏颊赤，口内热，小便赤涩，大便闭结，此实热之症也。宜下之，泄去脏腑之热即安。法宜分阴阳，运八卦，清大肠，清肾水，二人上马，捞明月，退六腑为主。

积　热

眼胞浮肿，面黄足冷。发热从头至肚愈盛，或恶闻饮食气，呕吐恶心，肚腹疼痛。治法宜分阴阳，运八卦，推大肠，运五经，清心经。运土入水，捞明月，退六腑，天门虎口斗肘，飞金走气，宜服延寿丹。

疳 热

因过餐积滞，郁遏成热。脾家一脏有积不清，传之别脏，遂成五疳之疾。若脾家病去，余脏皆安。法宜分阴阳，运八卦，推大肠，运土入水。推脾土，揉中脘，捞明月，虎口斗肘，掐总经，少推三关。多退六腑，揉涌泉。

血 热

每日辰巳时发，遇夜则凉，非虚非疳，乃血热之症也。法宜分阴阳，运八卦，运五经，清肾水，二人上马，捞明月，揉斗肘，揉涌泉，推三关少，退六腑多。

骨 蒸 热

骨热而蒸，有热无寒。醒后渴汗方止，非皮肤之外热也。皆因小儿食肉太早，或多食炙煿面食之类，或好食生冷之物，或衣棉太厚，致耗津液而成。或疳疾之余毒，传作骨蒸。法宜分阴阳，运八卦，运五经，清天河，掐横纹，水底月，打马过天河，运土入水，宜服延寿丹。

壮　热

血气壅实，五脏生热。蒸熨于内，一向不止。眠卧不安，精神恍惚。重发于外，则表里俱热，甚则发惊。法宜分阴阳，清天河，水底月，退六腑，宜服延寿丹。

温壮热

温温不甚热，与壮热相类而小异。由胃气不和，气滞壅塞，故蕴积体热，名曰温壮热。大便黄臭，宜微利之。法宜分阴阳，运八卦，运五经，清大肠，清肾水，捞明月，退六腑，虎口斗肘，热重不退，法宜清宜泄，水底捞月，揉涌泉，引热下行，揉脐及鸠尾。小儿口吐热气，身子不热，此心经热也。法宜劳阴阳，运八卦，清心经，清天河，掐总经，补肾水。

小儿诸热不退，法宜将水湿纸团放在小儿手心内，再用水底捞明月法，立效。以上诸热皆可推。唯小儿变蒸热，乃初生时阴阳水火，蒸于血气，而使形体渐长成就也，切不可推。推则受害。医者照前总论变蒸，按小儿生日计算之，则不差误矣。

手足三阴三阳秘旨兼刺法

早晨发热因潮热，寅卯辰时为壮热。手足动摇目上视，头闷项急口内热。此是肝家起病由，推法同前用手诀。刺手大端处，韭叶边许。刺出血，泄心肝愈。

日午发搐为潮热，巳午未时不堪掣。心神惊悸目上视，白精赤色心家热。牙关紧闭口内痰，少冲刺血儿救得。刺小儿手内端少冲穴，血出即愈。

日晚发搐潮热足，申酉日时不堪搐。日斜微喘身稍热，清肾泄肺刺指侧。睡露睛时手足冷，推法同前不可缺。刺手大指少商穴，血出即愈。

夜间发搐因潮热，亥子丑时不堪搐。身体温和卧不稳，可睛紧而斜视侧。喉中痰涌银褐色，泄肺涌泉二三百。须灸足中指节下三壮，刺正冲穴罗纹，出血即愈。

惊风门

小儿有热，热甚生惊。惊甚发搐，又盛则牙关紧急，而八候生焉。八候，搐搦掣颤反引窜视也。搐者，儿两手伸缩；搦者，十指开合；掣者，势如相扑；颤者，头偏不正；反者，身仰向后；引者，臂若开弓；窜者，目视似怒；视者，露睛不活。是八候也。又有惊风痰热之四症，相因而生。二十四气之症，然总不外急慢两端。

急慢惊风歌

急惊推拿宜泄，痰火一时相攻。自上而下莫从容，攻去痰火有用。推拿慢惊须补，自下而上相从。一切补泄法皆同，男女关腑异弄。急惊父母惶恐，慢惊医者担心。不语口闭眼翻睁，下手便掐威灵，大指两手齐掐，儿嫩隔绢为轻。一声叫醒得欢欣，不醒还须法应。口鼻业已无气，心窝尚觉微温。人中一烛四肢心，后烛承山有准。囟陷不跳必死，开而跳者还生。再掐中冲要知音，知痛声音动听。大溪眼可掐动，肾头掐亦苏醒。两乳穴下探病生，舍此何须又论。慢因吐泻已久，食积脾伤而成。先止吐泄补脾经，莫使慢惊成症。脾虚积食不消，胃冷饮食难进，眼转气虚吐弱甚。慢脾惊候一定，面上已无气色，痰又满在咽喉。慢惊风症使人愁，补脾清痰速救。慢惊诸法无救，用艾米粒为形。百会三壮烛星星，久咳又烛乳根。

二十四惊辨症秘旨

胎惊

儿初生柔软，眼闭不开。其原因在母胎中受气不全，即胆受伤，宜掐威灵为主。如掐之不叫，用灯火烛上天心一灼，涌泉各一灼。宜推三关，补肺经为主。

月家惊

小儿月内，摇拳头偏，口撮不食乳。其原因母胎辛热遗毒，退六腑，二人上马为主。如撮口，用天南星去皮脐为末，樟脑少许和匀，搭牙龈即开口。若落地眼红撮口，手捻拳，头偏左右，惊声不出，母食煎炒所致。加用二龙戏珠，天门虎口斗肘。

脐风惊

口撮吐沫，腹硬头偏，搐搦，手捻拳，脐翻，哭无声。其原因剪脐受风。小肚下有一筋直上脐来，此筋到脐，不可救。若未到，急须先用灯火拦头烛百会穴三下，拦回可救。脐门上用火七灼，大指四灼，涌泉七灼。脐未翻，神门一灼，宜推三关，取汗为主。脐翻者不治。

锁心惊

鼻流鲜血，口红眼白，身软，好食冷物。其原因心火太盛，宜明月天河为主，退六腑，清心经，推肾水，分阴阳，飞金走气，掐五指节，天门虎口斗肘诸法。方用延寿丹三分。

急惊风

手足捻拳，四肢乱抓，掣跳，口斜眼偏。其原因喧响受喝，宜安神，掐威灵为主。又掐心经中冲穴，掐四横纹。清肺经，分阴阳，运八卦，运五经，捞明月，清天河，猿猴摘果，清心经。方用大田螺，拨开眼盖，放冰片三厘，少刻成水。茶匙挑入儿脐内，虽一叫而死，即刻醒活立愈。

慢惊风

眼翻白不食乳，四肢壅软，泄气无时。其原因内伤已久，胃气渐脱。宜补脾土为主，分阴阳，运八卦，补肺经，推三关，揉小天心，走搓摩，赤凤摇头。若手法不能，日又必推三关，以补元气为主。

夜啼惊

遇晚悲啼，哭声不止。其原因心火上炎，邪火入心。面红，宜安神清心为主。又分阴阳，运八卦，清肺经，捞明月，清天河，退六腑。方用延寿丹，灯心烧灰，水调服，搽乳上，儿食乳下之亦可。

呕吐惊

四肢冷，肚响眼翻，呕吐乳食。其原因胃腑受寒。宜八卦，取汗为主，分阴阳，推三关，推肺经，揉天心，二人上马，运五经，运八卦，揉天枢，推板门横纹。又用后止吐推法总秘旨，凡推主穴。如儿年数，余法少减可也。

潮热惊

遍身不时发热，口喝气喘。其原因乳食伤风，乃诸病之萌芽。宜清天河为主，又分阴阳，运八卦，揉二扇门取微汗，捞明月，掐五指节。

宿沙惊

至晚申酉时，人事昏沉。口眼俱歪邪，人事不醒。其原因睡含乳，口角感风。推三关，分阴阳为主。又掌心揉脐，如不应将灯火烛四心各一灼。

掤手惊

两手掤下，眼黄翻下。口黑面紫，人事昏迷。其原因肺经受风，掐不知痛。宜补脾经，推三关，黄蜂入洞，取汗为主，又运水入土。天门虎口斗肘。方用麝香擦脚心，细茶洗口，忌风乳食，多时可愈。

盘肠惊

气吼肚胀，饮食不进。人事瘦弱，肚起青筋。眼黄，大小便短少。其原因六腑受寒。宜推三关，黄蜂入洞，取汗为主，又推大肠，揉脐及龟尾，补肾水，运水入土。如眼黄，筋满肚难治。

撒手惊

手足一掣一跳，忽一撒竟死。其原因肺经受风喝。宜清肺为主，又分阴阳，运八卦，清心经，赤凤摇头，二龙戏珠，运土入水，推三关，退六腑，拿总经，推脾土。方用吴茱萸，敷儿掌心捏之必愈，忌生冷。

水泻惊

肚鸣身软，眼唇俱白。其原因伤乳食所致。宜补脾土为主，又推三关，分阴阳，推大肠，天门虎口，揉斗肘，揉脐及龟尾。一日推两次，待泄后，下午补一次。补脾后，从龟尾擦上七节骨。方用抱龙丸，凡惊此丸俱治。如人痘首尾并时疾，亦可服。

天吊惊

头向上，手向上，哭声嚎叫，鼻流清水，四肢掣，口眼歪邪。其原因心火克肺，肺家有热上炎。宜清心肺为主，法又分阴阳，推三关，运八卦，清天河，揉小天心，补肾水，清肺经，清心经，二人上马，飞金走气，如不应。用灯火烛神阙一灼。方用伞一把，倒吕鹅一只，将接鹅口中涎，与儿服之，即愈。

内吊惊

咬牙寒战，哭声不止，脸黄，口眼歪邪，掐不知痛。其原因脾肺受病，小儿或弄水，或雨露冷气冲之寒于内，遂成惊。宜推三关，取汗为主。又推脾土，补肾水，分阴阳，走搓摩，补肝经，运水入土。方用乳香丸。

弯弓惊

四肢向后，头昂肚仰，哭不成声。其原因肺受寒。宜推三关，取汗为主。又推肺经，补肾，运八卦，分阴阳，掐四横纹，赤凤摇头，掐解溪左右，重按委中。方用百草霜，蕲艾揉烘缚膻中心坎上。

鸟鹃惊

忽大叫哭一声即死。手足掣跳，口开声变。其原因心经受吓，痰火一时攻心。宜清心经，清天河，捞明月为主，宜服延寿丹。

马啼惊

儿头向上，四肢乱舞。其原因被风吓。宜二龙戏珠为主，推三关，运八卦，推脾土，分阴阳，黄蜂入洞。方用葱白研饼敷脐，再轻轻把二人上马一揉，少与乳食即愈。

鲫鱼惊

口吐白沫，四肢动摇，眼掣口斜。其原因五脏有寒受吓。宜安神取汗为主，法用推三关，推肺经，运八卦，推天河，运水入土，走搓摩。方用细茶蛤粉搓囟门，忌乳食。

肚胀惊

气喘青筋裹肚，腹胀眼翻作泻。其原因乳多伤脾，外受风寒。宜推三关取汗，揉脐为主。又分阴阳，运八卦，补肾经，揉神阙，推大肠，走搓摩。方用葱白研细作饼，隔火纸七层，敷脐，将蚕丝系之。即愈。

蛇丝惊

口中舌撩吐青烟，四肢寒冷。其原因心经蕴热。宜退心火为主，又分阴阳，运八卦，退六腑，清天河，捞明月，清心经，运水入土。方用薄荷煎汤，洗口数次，米泔水又洗口数次，蛤粉搽涌泉穴即愈。

鹰爪惊

撒手乱抓，脚掣跳，头摇身战，眼光，哭声不止。其原因肺受风，心经烦躁。宜分阴阳，退心热为主。又分阴阳，运八卦，清心经，清肺经，推天河，飞金走气，按弦走搓摩。

急沙惊

口唇青，四肢冷，筋青，四掌心有黑气。其原因五脏受寒邪。推肺经，取汗为主，此症一汗即愈。推三关，推肺经，运八卦，黄蜂入洞。如不应，用鸡翎蘸香油，探喉吐痰。若不吐，外劳再推大陵，或用涤痰神咒，以吐汗为止。推讫，仍补脾土，运八卦，后见风不畏，凡推惊，不可拘推三回一之说。但推到其中，回几下便是。惊者筋也，筋见便是，惊风不醒人事。治法灸上天心、涌泉、大指甲侧。

痰喘门

小儿痰喘，痰或作喘，彼不知吐，须用法取之。若不取吐，痰老难治。肺虚喘声短，实则喘声长，虚补实泄。法用分阴阳，运八卦，运五经。掐四横纹，乾离重推，补脾土。小便赤，清天河，退六腑，飞金走气。嘴唇红，按弦搓摩，揉脐及肩井、曲池。气喘，合阴阳，入总筋，清天河立止。气吼发热，揉承山，天门入虎口，揉斗肘，赤凤摇头，飞金走气。痰盛，眼欲上窜，头往上昂，掐两乳下一指期门穴，即止。痰迷心，清心经，清肺经，揉外劳宫，揉精宁，掐五指节，天门虎口斗肘。

吐痰法

分阴阳，运八卦，清心肺，大陵推至外劳，左转三来右一摩。如不吐。口念咒云：无凡火不成天火，无凡水不成仙水。用生矾（小儿三厘、大用五厘）将滚水冲之。左

手三叉诀托水盅。右手用剑诀向水碗上。书涤痰大将军
勅令。书毕。书符。靐靐靐靐有食写食字，无食写火
字。将水与小儿饮之，半个时辰其痰即吐，又止吐法。
分阴阳，运八卦，掐心经，左转揉之，揉乾离，掐外劳
宫。左转推三关，掐大陵位左转清肺经，补脾土，掐涌
泉，左转其吐即止。如再吐，是火热。宜补脾土，运八
卦，乾离重推。又将手掌搓热，揉小儿心窝左转，即
止。化痰多掐五指节，痰壅揉涌泉穴，左揉肺气盛，右
揉心火泄。

呕吐门

　　有物有声名曰呕，干呕则无物。有物无声名曰吐，呕
者有声，吐则无声。呕吐出物也，胃气不和。足阳明经胃
脉，络阳明之气下行则顺，今逆而上行，故作呕吐。有胃
寒胃热之不同，伤食胃虚之各异。病既不一，治亦不同。
诸吐不止，必因乳食所伤，大要节乳为最。凡吐不问冷
热，久吐不止。胃虚生风，恐成慢惊之症，必须预防。如
已成慢脾风症，常呕腥臭者，胃气将绝之兆也。

热 吐

夏天小儿游戏，日中伏热在胃。或母感冒暑气，承热乳儿。或过食辛热之物，多成热吐。其候面赤唇红，五心烦热，吐次少而出多，乳片消而色黄是也。法宜分阴阳，运八卦，清肺经板门至横纹，补脾土，揉外劳，乾离重揉，赤凤摇头，捞明月。

冷 吐

冬日感冒风寒，或乳母受寒，承寒乳儿。冷气入胃，或食生冷，或伤宿乳。胃虚不纳，乳片不化。喜热恶寒，四肢逆冷，吐次多而出少者是也。法用分阴阳，运八卦，推三关，推肺经，推脾土，推板门至横纹，乾离重揉。

伤食吐

夹食而出，吐必酸臭，恶食胃痛，身发潮热是也。法宜分阴阳，运八卦，揉中脘，按弦走搓摩，揉脐及龟尾，补脾土。

虚　吐

胃气虚弱，不能存留乳食而作吐也。法用分阴阳，运八卦，推三关，多补脾土，运五经，运主入水，板门推至横纹。

止吐推法总秘旨

掐心经，左转揉之。掐外劳宫，推三关，补脾土，运八卦，乾离重揉，掐四横纹，推板门至横纹，清肺经，其吐即止。

咳嗽门

咳嗽之症，必因感冒而成。盖皮毛者，肺之合也。皮毛先受邪气，邪气得从其合，则伤于肺，故令嗽也。乍暖脱衣，暴热遇风，汗出未干，遽尔戏水，致令伤风咳嗽。初得时面赤唇红，气粗发热，此是伤风痰壅作嗽。嗽久津液枯耗，肺经虚矣。肺为诸脏华盖，卧则开，坐则合。坐则稍宽，卧则气促。乃因攻肺下痰之过，名曰虚嗽。又当补脾土，而益肺气。运土入水，藉土气以生金，则咳自愈矣。

咳 嗽 歌

咳嗽连声风入肺，重则喘急热不退。肺伤于寒痰嗽多，肺经受热声壅滞。寒宜取汗热宜清，实当泄之虚补肺。嗽而不止便成痫，痰盛不已惊风至。眼眶紫黑必伤损，嗽而有血难调治。总法宜分阴阳，运八卦，肺经热清寒补。揉二扇门，运五经，二人上马，掐五指节，掐精宁穴，揉天枢，前揉膻中，后揉风门。两手一齐揉，补脾土，侧推三关。心经热凉寒补，按弦走搓摩，离上推至乾上止。中虚清，揉肺俞穴，拿后承山穴。面青发喘，清肺经。发热清天河，捞明月小许。痰喘推法尽此矣。方用麦门冬煎汁，入洋糖晚煎，次早热服（五次即愈）。

伤寒门

小儿面目俱红，不时喷嚏。气粗身热，此是伤寒。或四肢冷，开口大叫，闭口痰声。

伤寒一日，遍身发热，头痛脑痛，人事昏迷，言语胡乱。法宜分阴阳，运八卦，运五经，掐心经，揉外劳宫，掐阳池，推三关，揉二扇门，黄蜂入洞。

伤寒二日，结胸腹胀，阻食沉迷，内热外寒，遍身骨疼痛。法宜分阴阳，运八卦，运五经，清心经，推三关，侧推虎口，补脾土，飞金走气。

伤寒三日，遍身骨节疼痛，大小便不通，腹作胀。法宜分阴阳，运八卦，运五经，清心肺，飞金走气，双龙摆尾，赤凤摇头，水底捞月，运土入水。

伤寒四日，脚痛腰痛，眼红口渴，饮食不进，人事颠乱。法宜分阴阳，运八卦，揉上天心，清心肝，二人上马，捞明月，推脾土，打马过天河。

伤寒五日，传遍经络，或大便不通，小便自利，或噎气霍乱。法宜分阴阳，运八卦，运五经，退六腑，水底捞明月，凤凰单展翅。

伤寒六日，血气虚弱，饮食不进，腰痛气喘，心痛头痛。法宜分阴阳，运八卦，天门入虎口肘，补脾土，推三关，掐阳池，赤凤摇头。

伤寒七日，传遍六经，发散四肢，各传经络，或痢或疟，加减推之。法宜分阴阳，运八卦，清天河，二龙戏珠，合阴阳，掐四横纹，推脾土，推三关，侧推大肠。治小儿风寒感冒头痛，以取汗为主。盖风与寒，皆随汗散也。法宜分阴阳，运八卦，推三关，揉二扇门，掐阳池，黄蜂入洞。治小儿阴寒，尤宜取汗为主。汗出必深藏，勿令见风。恐因汗又入，法同前。治小儿咬牙，法宜分阴阳，运八卦，推三关，补肾水。

积滞门

小儿乳食不节，或过食生冷坚硬之物，致令脾胃不能克化，积滞中脘。壮热足冷腹胀，昏睡不思饮食者，宜攻其积。法宜分阴阳，运八卦，运五经，掐小横纹，揉板门，推大肠，推三关，退六腑，天门虎口斗肘，重补脾土，揉中脘。发热，加捞明月，揉脐及龟尾。腹痛，掐一窝风，揉中脘。膨胀，加按弦走搓摩。不化饮食，揉外劳宫。

腹痛门

小儿腹痛有三，或冷或热，或食积。脐上者热，脐中者食，脐下者冷。小儿不能言，须察面色，热痛面赤腹胀，时痛时止，暑月最多。法宜分阴阳，阴重阳轻，运八卦，运五经，推三关少，退六腑多。揉一窝风，大陵推上外劳讫。补脾土，虎口斗肘。伤食痛，面色如常。心胸高起，手不可按，肠结而痛。食生冷硬物所伤，其气亦滞。法宜分阴阳，运八卦，运五经，侧推虎口，补脾土，揉一窝风，揉中脘，揉板门，天门虎口斗肘，揉脐及龟尾，大陵推上外劳宫讫，运土入水。冷痛，面青肚响。唇白，痛无增减。法宜分阴阳，阳重阴轻，运八卦，运五经，掐一窝风，按弦走搓摩，推三关，推肚角穴，揉脐，推脾土，天门虎口揉斗肘，大陵推上外劳泄讫，补脾土。冷气攻心疼者，手足冷，遍身冷汗，甚之足手甲青黑，脉沉细微是也。法宜分阴阳，运八卦，推三关，补肾水，揉二扇门，黄蜂入洞。

疟痢总论秘旨

疟痢二症，世人常病之。大约著论多而确言少，立方多而取效殊。不知疟痢二症，多在夏秋之交。以夏季之月，专属脾土。子时阳气散极，伏阴在内。人黄皮肤之热，而昧其内之凉也。乃纳风凉，饮凉水以胜之。夫土本惧寒，而以寒投之。于是食胶于脾而不能化，痰结于脾而不能解。痰乃五味之涩，风火转成。才交凉而疟病矣。脉弦而实若是食，一日一发轻，难好。脉弦而滑是痰，三日一发重，易好。至于痢，多言赤属热，白属寒。不知此亦内伤生冷，故暑湿之气乘之，伤血分多则赤，伤气分多则白。若血气两伤，则赤白间杂。经云：调血则便脓自愈，血归经不妄行，提气则后重自除，气下陷故后重，此乃不易之定论也。若投以凉剂，必致噤口滑肠，趋之于死，小儿药愈者十之一，推愈者十之九。盖疟者残虐之症，痢者流利之症，根深而势笃，非精于此，未易愈也。

疟疾门

小儿疟疾有四。

一疟疾，二三日一发，则昏昧。原因脾土痰结，脉弦而滑宜吐之。法宜推肺经，推三关，运八卦，分阴阳，掐四横纹，揉天枢，掐内间史，猿猴摘果，拿列缺，走搓摩。

二食疟，一日一发，肚膨作呕。原因脾土结食，宜下之。法宜推三关，推脾土，补肾水，运八卦，分阴阳，天门虎口斗肘，揉中脘，按弦走搓摩。

三痰疟，夜间则发，即邪疟也。原因水边戏耍，感露风雨寒，宜取汗。法宜推三关，推肺经，掐手背指节，掐横纹。威灵穴一截二扇门，一截方用独蒜研饼，贴内间史，略灸一壮。

四虚疟，前症至一二月后，便成虚疟。原因血气两虚，以补中益气为主。法宜推三关，补肾水，虎口斗肘，二人上马一截，威灵一截，止疟推法秘旨。初起只在前汗方，知少商穴愈，如久。法宜推三关，推肺经，分阴阳，运八卦，补脾土，天门虎口斗肘，方用祝由科神妙。

痢疾门

小儿痢疾有三，不独积疳所成，亦且冷热各异。宜调和气血为主，以分阴阳为要。

赤白痢，因血气两伤，有热有寒，宜调和为主。法宜分阴阳，运八卦，侧推大肠到虎口，补脾土，补肾水，揉脐及龟尾，擦七节骨，先泄后补。天门入虎口，重揉斗肘。

赤痢，湿热伤血，宜调血为主。宜分阴阳，阴重阳轻，运八卦，坎重。若红少白多，止侧推三关，不退六腑，侧推大肠，掐大肠，捞明月，天门虎口斗肘诀，揉脐及龟尾，擦七节骨。先泄后补。

白痢，湿热伤气，以和气为主。法宜分阴阳，阳重阴轻，运八卦，离宫属火，补脾土。侧推大肠到虎口，天门斗肘。揉脐及龟尾，擦七节骨。先泄后补。

噤口痢，因内热不清，不投以良法，遂成禁滑。法宜分阴阳，运八卦，运五经，推三关，退六腑，清天河，揉板门，补脾土。凤凰单展翅，天门虎口斗肘诀。捞明月，揉脐及龟尾，擦七节骨。先泄后补。方用延寿丹神效。

泄泻门

胃为水谷之海，其精英流布，以养五脏，糟粕传送，以归大肠。若内由生冷乳食所伤，外因风寒暑湿所感。饥饱失时，脾不能消，冷热相干，遂成水泻。苟脾胃合气以消水谷，水谷既分，安有泻也。盖脾虚则吐，胃虚则泻，脾胃两虚。吐泻并作，久泻不止。元气下脱，必传慢惊，宜大补之。法宜分阴阳，运八卦，侧推大肠到虎口，补脾土，推三关，运水入土，揉脐及龟尾讫，推补七节骨即止。如热加捞明月，打马过天河。诗云：肝冷传脾臭绿青，焦黄脾土热之形。肺伤寒色脓黏白，赤热因心肾热成（成霍乱）。霍乱者，挥霍撩乱也。外感内伤，阴阳乖隔。上吐下泻，心烦气闷之症也。法宜分阴阳，运八卦，运五经，侧推大肠，补脾土，掐四横纹，运水入土，推三关，退六腑，板门推至大横纹，

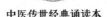

横纹推转至板门。

痞疾门

食积既久，顽结成痞。左积为痰，痰从食起。右积为气，气与痰结。宜速除之，久者七日十日方消。法宜分阴阳，运八卦，运五经，掐四横纹，推三关，补脾土，久揉按弦走搓摩。侧推大肠到虎口，清肝火，清肺经。天门虎口揉斗肘。方用田螺蛳车前草捣敷丹田。

肿胀门

肿有十症，大抵湿热脾虚而起。脉浮为风虚，沉伏为水病。沉则脉络虚，伏则小便难，即为正水。脾脉虚大，多作脾肿。因循不治，乃成水肿。盖脾土喜燥而恶湿，土败不能治水，则停蓄不行，留滞皮肤，故作浮肿。初起时，见眼胞早晨浮突，至午后稍消，然此症夏与秋冬治之颇易。惟春水泛溢，兼之肝木旺。而脾土受克，不能制水，所以难疗。进退不常，须徐徐调理取效。大凡小儿浮肿，先用发散，然后行泄法。推用葱姜汤，真麻油加之。再用酒一盏，飞盐少许，皂角一片为末，黄土一盅同炒，布包，倒合掌心，掐大指节，即消。法宜分阴阳，运八卦，推三关，推脾土，黄蜂入洞，运五经，揉二扇门，以上泄。补肾水，天门虎口斗肘。补脾土，运土入水。气肿尚是脾虚，不能生金，以致肺家虚气作胀。宜分阴阳，运八卦，推三关，补脾土，运水入土，天门虎口斗肘，按弦走搓摩。此推用淡醋亦可，又有浮肿。因小儿多食伤湿，气不行故肿，非水非气，食散而肿自消。法宜分阴阳，运八卦，揉中脘，按弦走搓摩，揉板门，天门虎口斗肘，补脾土，灸龟尾，男左女右。

疳疾门

五脏俱能成疳，先从脾伤而起。其儿面黄口白，肌瘦肚大，发稀竖，必脾家病去，余脏方安，故以补脾为主。法宜分阴阳，运八卦，少推三关，多退六腑。侧推大肠到虎口，清天河，清肾水，按弦走搓摩，重补脾土，方用延寿丹。决明良方，其效如神，救活甚易。

龟_疾门

小儿龟疾，如种上相沿。遇天阴发者，不必治。或食生盐，或伤风寒者，一推即愈。宜分阴阳，运八卦，推三关，推肺经，掐横纹，掐指尖，重揉二扇门，黄蜂入洞，揉肾水，取热。轻者合阴阳，照天可从总经，极力一推至曲池。方用六味地黄，加肉桂附子为丸食之，可保无虞。然而根难除也，大人如此。

淋涩门

小儿淋涩，火也，宜清之。法宜分阴阳，运八卦，运五经，清肾水，清天河，捞明月，向丹田擦，下多上少。如小水不止，十数遍以至数十百遍。乃真火少，不能克水，补元气为主。法宜分阴阳，运八卦，补脾土，补肾水，运水入土，重推三关，大小便结。治法分阴阳，运八卦，补脾土，清肾水，运水入土。小便结，用此运土入水。大便结，用退六腑。双龙摆尾，方用葱白和蜂蜜捣成膏。摊布上，小便结，贴肾囊，大便结，贴肚脐，立愈。肾水枯短，法宜揉小天心，补肾水，补肺经。

目疾门

火眼之症有三，有上视，有下视，有两目齐闭不开。总因肝脏热，又兼有风，以散风清火为妙。宜分阴阳，运八卦，清天河，捞明月，掐合谷，补肾水，二人上马，掐阳池，退六腑，揉上天心。上视往下揉，下视往上揉，不开从中间两分揉抹。若风眼，治法同前。但彼退六腑，此推三关。眼瘴头疼，宜风池一截。上视泄心经，掐中冲横纹。右视掐右端正，左视掐左端正。方总服延寿丹。以灯心汤送下，立愈。

杂症门

治头疮，推三关，推肺经，分阴阳，揉太阳，推脾土，清心火，揉阳池。

治口内生疮，退六腑，清心经，捞明月，清天河，补肾水。

治偏坠，推三关，补肾水，多用功揉板门，清天河，掐承山，分阴阳。方用艾草为囊，将肾子兜之，甚效。

治聤耳流脓。宜推三关，退六腑，推脾土，补肾水，清天河，揉耳珠。先泄后补。小便赤黄，宜掐小指尖，清肾水，掐小横纹，二人上马，分阴阳，捞明月。

治眉眼不开，宜揉上天心，掐阳池，掐横纹。

治口渴咽干，气虚火动。宜清天河，捞明月，天门斗肘。

治四肢厥冷，宜推三关，补脾土。

治口哑不语，乃痰迷心窍也。宜清肺经，推板门，揉天枢。

治手不屈伸，乃风也，宜揉威灵穴。

治四肢软，乃血气弱也。宜补脾土，掐四横纹，天门斗肘。

治手捻拳，乃心经热也。宜清心经，捞明月。

治头痛，宜损阳池，揉外劳。若头向上，又宜补脾土，运八卦。治吐血，宜掐母腮穴。在两大指甲后一韭叶，宜手掐。

治汗多，乃肾虚也。宜多补肾水，汗即止。

治心气冷痛，宜揉三焦。

治腰痛，下元虚也。推三关，推命门。

治上下气不和通，宜推四横纹，天门斗肘，运五经。

治小肠寒气，宜推板门，推三关，补肾水。

治身麻木，宜打马天河，天门虎口斗肘。

治通肺腑气血，宜曲池一截。

治吐，揉心窝，治口水多，推脾土，揉板门。

治内热外寒，掐肾水即止，外热内寒，掐阳池，推三关，汗出为度。

治头软，上天心一灼，脐上下各一灼。治作寒，掐心经。作热，掐肾经。

治口不开，多揉脾土，掐颊车，揉心窝。

治鼻作干，清肺经，推年寿两分下至宝瓶效。

治内消，久揉脾土后心，以肚响为度。治胃气痛，久揉三里穴，以此穴属胃，肚痛亦用之。方用苍术面厘半，五倍子面厘半，共三厘，酒冲服之，立愈。

治前扑，掐委中穴，亦能止大人腰背痛。

治气喘口歪眼偏，口不出声，口渴等症，掐精宁，久拿承山。

治口疮在内，掐总经，推天河。

治危症，先劈面吹气一口。若眼皮连动，睛活转可救。若鱼目，脾绝不治。

肿毒门

凡肿一起，用极肥皂角子，阴阳一丸焙成面。酒冲服三钱，睡时带汗即消散，或先用天篷符咒亦妙。又方。用榆树南行根条，取来洗净，加糖捣，又加盐少许，敷上即消。小儿软疖妙方，用铜绿（一两），研细，入柏柚煎成膏，摊布上贴之即消。

卷五　幼科药方祝由

潜庵曰：推拿小儿，由初生月家，以及周年二五岁时，手法少，去病速，良甚便也。及八九十岁，童年渐长，难施手法之万遍，必以药饵济之。故选集效验良方，以附于后，而以祝由科神术佐之是为五集。

良　方

男女稀痘丹（痘症不用推拿、反以为害忌之）、蓖麻子（肥白者三十六粒）、真麝香（五厘）、真朱砂（一钱以透红劈砂为上），先将香砂二味研碎，次将蓖麻和一处，研极细成膏。于五月五日，搽小儿头顶心百会穴，两手心，两膀弯曲池穴，两胁窝，两腿弯，两腿丫，两脚心涌泉穴，共十三处。搽如钱大，不可使药有余剩，搽后不可洗动，听其自落。如药干，以津唾和之，本年搽一次，出痘稀少，次年再搽。出痘数粒，又次年再搽，永不出痘。抑或儿生，在端午后，于七月七日，九月九日，依前法搽之没，亦妙。传方之家，已永不出痘，岂但稀而已哉。且搽在皮肤外，毫无伤损。真宝幼灵丹，不可忽也。

治小儿眼内痘花神效方，用活麦门冬洗净，和糯米糟捣烂。左眼有痘花，敷右脚根。右眼内有，敷左脚根。其花自行跳出，要在百日之内，如迟久不效。

治小儿未能语啼哭不能辨者，当以手按其腹，如有硬处，即是腹痛。用生姜研之取汁，令暖温，调面成糊，涂纸上，贴脐心立定。

治呕吐紫金锭方　人参、白术、茯苓、茯神、山药、乳香、辰砂（各一钱五分）、牛黄（五分），姜蚕（五钱），五灵脂（五钱），青礞石（一钱煅），赤石脂（醋淬七次）上为末，用糯米糊和成锭，金箔为衣，阴干，每症薄荷汤磨化一分。食乳者，揉乳上，喂乳吞下。如不食乳者，捏鼻挑入口灌下，即好。

治二十四惊，并麻痘首尾，又时症可服抱龙丸方。南星（八钱为末），天竺黄（五钱），雄黄（二钱），辰砂（二钱），麝香（一钱）上用甘草，煮浓汁为丸。如黄豆大，金箔为衣。薄荷汤送下一丸，即愈。

治急慢惊风立效保和锭子方　辰砂（钱半水飞），人参（去芦），白术（去油），茯苓（去皮），茯神（一钱），赤石脂（醋煅），山药（一钱五分），乳香（二钱五分），礞石（一钱），煅牛黄、姜蚕、五灵脂、麝香（俱五分）上为末，金箔十张，大米糊为丸，量儿大小。薄荷汤送下。

治小儿分理阴阳，退潮热，止吐泻，消肿，退疸黄，调脾胃，止便泄。胃苓散乃小儿常服之药，苍术（五钱），陈皮（五钱），粉草（二钱），泽泻（四钱），厚朴（五钱），猪苓（三钱去黑皮），白术（五钱），茯苓（三钱），草果仁（三钱），官桂（一钱）共为细末，水糊为丸，如粟米大，呕吐姜汤下，又白浊，盐汤下，调脾，炒米汤下。泄泻，车前炒米汤下。疝气，茴香汤下。浮肿，灯火五加皮煎汤下。疸黄，本方一料。加茵陈五钱，用灯心车前汤下。

治盗汗方　用牡蛎一钱，为末，酒服即止。

治吐泻立止方　用线随脐眼紧缠过腰，以背沟线上五分灼之、止泻。下五分灼之，止吐。若吐泻两症，以线中心一灼立止。若久疟，此处三灼，真千金不易之良方也。

健脾丸　茯苓（一钱），山药（一钱），白术（一钱），土炒陈皮（六钱），莲肉（去心八钱），扁豆（八钱炒），泽泻（八钱），神曲（六钱），山楂肉（一两二钱）共为细末，炼蜜为丸，似福元大，每日饮汤送下一丸。

延寿丹秘方　治病目，一切火症神效，用锦纹大黄切片，或半斤，或一斤，即三五斤十斤亦可。先以上好白酒，或上好黄酒，浸两昼夜。入砂锅煮一枝大香，取出铺在板上，晒极干，二次，三次，亦如之。到四制，用药本煎汁。其浸止用一昼夜，晒如前。五制用车前草，执来洗净，洒水捣汁，浸煮晒如前。六制用侧柏叶向东南的，清晨采来，水洗捣汁。浸煮晒如前，末浚三制。仍用酒浸煮晒，晒到九次，止晒半干。便上石白，捣烂为丸。或一分重，或三分重，或一钱二钱三钱重。相其儿之大小，火症之轻重，加减用之，此系仙订。与九制古方，迥不相同，神而明之，岂仅小儿为神妙哉。

治痧疾良方　如小儿眼中有翳，先服延寿丹丸，速退之，然后用猪肝半斤。将石决明煅过，擂碎，将肝梭开，放入决明，以麻扎了。入水罐煨熟，取出麻与决明，即以汤洗净。切肝与小儿食之，酱油不忌。两三次食完半斤，待出大恭即愈，屡试屡验。

治小儿眉烂头疮方　用小麦，炒黑色，为末，酒调敷即好。

治小儿乳癣　多生耳后，令伊母嚼白米成膏，涂之即愈。

治小儿刀切破手　用锅盖屑，刮下敷之，立效。

治小儿火烧滚汤起泡　用陈荞麦面打糊裱上，立止疼痛，结盖即愈。

治小儿头痛　用艾饼，敷头顶，神效。

治小儿脐肿　用荆芥煎汤，次用葱一根，火上炙过，放在地下，退去火毒，取起刮薄，贴上即消。

治中气虚弱，体瘦，或发热烦渴。补中益气汤 人参（八分），黄芪（八分），白术（五分立炒），甘草（五分炙），陈皮（五分），升麻（二分），柴胡（二分），当归（三分）姜枣为引，水煎服。

治感冒暑寒，霍乱转筋，吐泻，及伤寒头疼，壮热之症。藿香正气散、藿香、苍术、半夏、茯苓（白者），紫苏（各三两），大腹皮、黑豆（水洗净亦共三两），白芷、厚朴、陈皮（各二两），桔梗、甘草（各一两）上为末，每服二钱。加姜枣水煎，温服。

治黄水疮　用真麻油，调黄松香面，搽之，即愈。

治小儿脱肛　先以葱汤熏洗，后用五倍子，烧灰存性，托上即愈，服补中益气汤，两三剂尤妙。

治小儿大小便不通　用葱白和蜜捣，摊布上为膏，贴脐上，即大便。贴肾囊，即小便，立效，大人亦用此立效。

治小儿胎叫方　凡胎中子叫，是子口中偶失血饼。法令母屈身就之，饼入口自愈。如不然，用绿豆一升撒地，令母尽皆拾完，自然不叫。

治瘰疬神效方　用蛇头果子草，四五月间生时，采来焙干。煮酒饮之，尽醉发汗，如此三次。以后止饮酒，不必汗，未溃者消。已溃者，用膏药贴即愈，亦须饮此酒。

治小儿肥疮方　枯白矾(三钱) 香附子(三钱) 煎水洗即脱。

治猴子疮方　天雨鸣雷时，有疮者，不与人知。自己立于檐下，以手抹去猴子。口中默念，雷打猴子，快走，念七遍，抹七遍，即自落。念时迎着雷，向天井外抹去，神效。

治小儿偶不能言方　用鲜姜汁冲麸曲，热酒冲服即愈。

治胫上鼠疮方　夏枯草五两，无根水三碗。久煎成膏搽患处，又不拘时服，即消去矣。

治儿生已逾年，柔软不堪持抱。无疾，是居楼所生，未得地。服灶心土三分，即起立。

治小儿四肢冷　明矾（五钱）炒盐（二钱）黄蜡（二钱）贴在脐上即愈，若气急，取竹沥水服之。

治遍身热不退　明矾一钱，和鸡蛋清调匀，搽四心即退。又方用桃仁七粒，酒半盅，擂细，贴在鬼眼，便好。

治肚胀作渴，眼光，用生姜、葱白、生酒半盅。擂酒吞下，则眼不光。将雄黄不拘多少，烧热，放在脐上揉。

治脓耳，乃少阳风热炽盛而上升也，臭烂作痛，须用黄龙散。枯白矾，龙骨（煅），黄丹（水飞），胭脂、海螵蛸（米泔水浸）上为细末，加麝香少许，再研。先以纸条捻干脓水，后以药吹入，切记避风。又方用猫儿刺，和报花，煮水洗之，即止。

治痞块方　用大荸荠（一百个），古钱（二十个），海蜇（一片花头者），炒皮硝（四两），烧酒（三斤）共一处，浸七日后，每日朝上吃四个，加到十个止，即愈。

治久暂疟疾良方　青皮、陈皮、柴胡、厚朴、神曲、草果、白术、白茯、半夏、甘草、乌梅（三个）、升麻、苍术晚间煎。引用姜一片，红枣二枚 煨熟，次早服。禁一日饮食言语，药不思妇女煎，如不止，再服一剂必愈。

治噤口痢良方　用野菱角一升，土石臼捣烂极。汁一盏，又一盏酒，热服即愈。

八珍糕方　白术（一两五钱土炒），白茯苓（一两五钱），山药（一两五钱），扁豆（一两五钱），山楂（一两五钱去核），苡仁（一两五钱），莲米（一两五钱去心），芡实（一两五钱），秈米（二升半），糯米（半升），上为细末，入米面中，加糖斤半，蒸糕。

治走马牙疳速效神方　水银一钱，用锡化五分，入上水银成粉。将旧红褐子烧灰，合五倍子烧焦，共成面。一钱二分，将真麻油调一二茶匙，作两次搽。宜少许，不可多用，擦在牙跟患处。有涎，即张口流去，不可入肚，去腐生肌，立刻止痛。两三日即收功，仍用冻青叶煎水漱口，全愈，神效屡验，大人亦用此救。

治火延丹方　用白海蜇皮洗净拭干，将腿肿包了。扪日揭开，看海皮黄枯不可用。另换一张包裹，如此三四张，即消散如常，神效验过。

治冻疮妙方　用雪擦洗冻处，即愈。如破裂，用鱼胶熬化，摊膏药贴上，长平自落，神效验过。

治胃气痛方　苍术面一两，五倍子面一两，兑均一处。每用止三厘，冲酒服之，立愈。将死者，即可回生，止用三厘，不可多用。

治小儿肥疮　用老盐鱼一块，香油炙焦，去鱼，以油搽疮即愈。